妇产科常见病与重症处理

主编 杨宁 孙睿婷 贾正玉 李卫燕

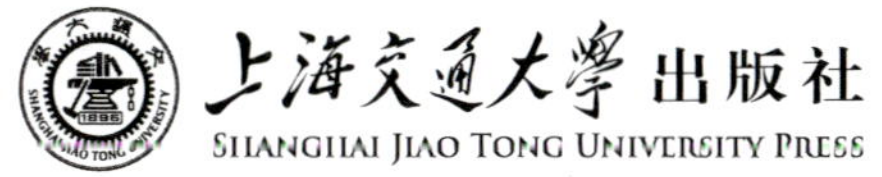

内容提要

本书通过汇总临床经验及最新研究结果，对妇产科疾病常见症状、女性生殖系统炎症、女性生殖系统内分泌疾病、子宫内膜异位症与子宫腺肌病、病理妊娠及产科重症的诊疗进行了重点阐述，旨在为医学专业人士提供一部全面系统的参考工具，使其能够更加科学、精准地处理妇产科常见病与重症。本书可供妇产科临床医师阅读参考。

图书在版编目（CIP）数据

妇产科常见病与重症处理 / 杨宁等主编. -- 上海 : 上海交通大学出版社，2024.7. -- ISBN 978-7-313-30960-0

Ⅰ. R71

中国国家版本馆CIP数据核字第20246R0P10号

妇产科常见病与重症处理

FUCHANKE CHANGJIANBING YU ZHONGZHENG CHULI

主　　编：杨　宁　孙睿婷　贾正玉　李卫燕

出版发行：上海交通大学出版社

地　　址：上海市番禺路951号

邮政编码：200030

电　　话：021-64071208

印　　制：广东虎彩云印刷有限公司

经　　销：全国新华书店

开　　本：710mm×1000mm 1/16

印　　张：12.5

字　　数：217千字

插　　页：2

版　　次：2024年7月第1版

印　　次：2024年7月第1次印刷

书　　号：ISBN 978-7-313-30960-0

定　　价：198.00元

编委会

主　编

杨　宁　孙睿婷　贾正玉　李卫燕

副主编

凌　晓　马　金　李凤立　李　玲

编　委（按姓氏笔画排序）

马　金　山东省泰安市妇幼保健院

孙睿婷　山东省金乡宏大医院

李　玲　河北省邯郸市中心医院

李卫燕　山东省庆云县人民医院

李凤立　山东省聊城市人民医院

杨　宁　山东省曲阜市妇幼保健计划生育服务中心

贾正玉　山东省梁山县人民医院

凌　晓　四川省泸州市妇幼保健院（泸州市第二人民医院）

梁　静　中国人民解放军第九六零医院

前言

随着社会的不断进步和医学科技的飞速发展，妇产科学作为医学领域中的重要组成部分日益受到关注。妇产科关乎女性健康，关系到家庭的幸福和社会的繁荣。首先，我们要深刻认识到妇产科学对于女性健康和生殖健康的至关重要性，它不仅关注女性在生命各个阶段的健康问题，更涉及新生命的诞生和孕产过程的管理。女性的身体经历了生理周期的巨大变化，其健康直接关系到整个家庭的幸福和社会的繁荣。因此，妇产科的临床工作显得尤为重要和复杂。其次，本书以妇产科常见病与重症为中心，通过临床医师经验总结以及最新研究成果的综合运用，旨在为临床医生、产科护士及相关研究人员提供一本权威的指导手册。

为了更好地应对妇产科领域的临床挑战，提升医护水平，我们精心编写了这本《妇产科常见病与重症处理》，目的是为医学专业人士提供一部全面系统的参考工具，使其能够更加科学、精准地处理妇产科常见病与重症。

本书涵盖了妇产科学领域的广泛内容，其编写侧重于临床医师在工作中的实用参考价值，切实贴合从诊断到治疗再到预防的临床思路，对妇产科常见疾病的病因、临床表现、诊断、治疗及预防进行重点阐述。值得一提的是，本书在编写过程中特别注重内容的实用性和可操作性。除了理论阐述外，还提供了大量的诊疗经验分享，使读者能够从中获得宝贵的实践经验。此外，本书还紧跟国际前沿，及时引入最新的诊疗技术和研究成果，为读者提供最新的学术动态和实践指南。本书有助于临床医师对妇产科常见病、多发病迅速做出正确诊断，制订合适的治疗方案，可以供妇产科医师、其他相关专业医师及在校医学生参考使用。

《妇产科常见病与重症处理》编委会

2024 年 1 月

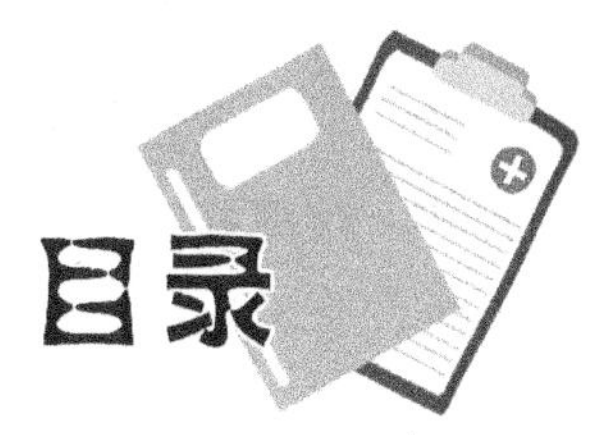
目录

第一章
妇产科疾病常见症状

第一节 腹　痛

下腹疼痛是女性疾病常见的临床症状之一，是盆腔脏器器质性病变或功能紊乱的信号，也是临床诊断的重要线索，临床上按起病急缓与病程长短可分为急性腹痛或慢性腹痛两大类型。

一、病史采集要点

(一)起病的急缓或诱因

生育年龄女性出现停经、阴道出血、反复下腹隐痛后突然出现撕裂样剧痛，应考虑输卵管妊娠破裂或流产的可能，若同时伴有腹腔内出血表现更应考虑宫外孕。停经后伴阵发性下腹痛，与流产、早产或分娩关系较大。体位改变后出现下腹痛，则患者出现卵巢肿瘤或浆膜下子宫肌瘤蒂扭转可能性大。卵巢肿瘤患者做妇科检查时，突然下腹剧痛，复查肿瘤缩小或消失，考虑肿瘤破裂。在行人工流产等宫内操作时，患者突然出现下腹痛，应考虑子宫穿孔。在分娩过程中，胎先露下降受阻，产程延长，产妇出现下腹痛，考虑子宫破裂。起病缓慢而逐渐加剧者，多为内生殖器炎症或恶性肿瘤引起。子宫肌瘤合并妊娠者，在妊娠期或产褥期出现剧烈下腹痛及发热时多为子宫肌瘤红色变性。

(二)腹痛的部位

下腹正中疼痛多为子宫引起。一侧下腹痛多为该侧卵巢囊肿蒂扭转、破裂，或输卵管卵巢炎症、异位妊娠流产及子宫破裂引起。右侧下腹痛应排除急性阑尾炎。双侧下腹痛常见于子宫附件炎性病变。整个下腹痛甚至全腹痛见于卵巢囊肿破裂、输卵管破裂或盆腔腹膜炎。

(三)腹痛性质

炎症或腹腔内积液多为持续性钝痛;晚期癌肿产生顽固性疼痛;阵发性绞痛多为子宫或输卵管等空腔器官收缩所致;输卵管或卵巢肿瘤破裂可引起撕裂性锐痛。

(四)下腹痛的时间

痛经或子宫内膜异位症多在经期出现下腹痛;无月经来潮伴下腹周期性疼痛,多为经血潴留或人工流产术后子宫颈、宫腔粘连所致;排卵所致下腹痛多发生在 2 次月经中间。

(五)腹痛放射部位

一侧子宫附件病变,其疼痛可放射至同侧腹股沟及大腿内侧;放射至肩部考虑为腹腔内出血,为出血刺激膈肌的膈神经所致;放射至腰骶部多为子宫颈、子宫病变所致。

二、体格检查重点

(一)全身检查

血压、脉搏、呼吸、体温、面色、心肺功能及姿势等。

(二)腹部检查

视诊时腹部肿胀形似蛙腹,多为腹水;下腹正中隆起主要是子宫或巨大卵巢肿瘤;触诊时注意肿瘤的大小、质地、压痛、活动度及边界;急性盆腔炎时患者腹肌紧张,下腹有明显压痛及反跳痛,医师叩诊了解其有无移动性浊音及肠管鼓音所在处。听诊用于肠鸣音、胎盘杂音、脐血流音及胎心音的鉴别。

(三)妇科检查

医师利用双合诊、三合诊或肛腹诊,了解阴道分泌物颜色,有无异味,阴道后穹隆是否饱满,子宫颈是否充血及举痛,子宫颈口是否扩张或组织嵌顿,子宫位置、大小、质地及有无压痛,附件有无肿块及压痛。

三、实验室与辅助检查

(1)血常规:血红细胞计数或血红蛋白含量是否下降,了解贫血程度及内出血情况,有炎症者血白细胞计数升高或核左移。

(2)尿妊娠试验或血人绒毛膜促性腺激素(HCG)检查可以排除与妊娠有关的疾病。

(3)腹腔穿刺或阴道后穹隆穿刺确定有无腹腔内出血。怀疑恶性肿瘤时，穿刺液送检找癌细胞；穿刺液为脓性液体时应考虑为炎症引起，送病原体培养加药敏试验。

(4)B超显示盆腔实性、囊实性或囊性包块，子宫腔内或子宫外的胎心搏动可确诊为宫内妊娠或宫外孕。

(5)部分下腹痛的病因在腹腔镜下才能明确，必要时在腹腔镜下行手术治疗。

(6)放射检查、诊断性刮宫等在下腹痛病因诊断中起一定作用。

四、常见疾病诊断

(一)急性下腹痛伴休克

1.异位妊娠

异位妊娠是指受精卵在子宫腔以外着床，又称为宫外孕。

(1)症状、体征特点：①停经、腹痛、阴道出血。②早孕反应。少数患者可能出现。③面色苍白、血压下降、脉搏细速、下腹膨隆，腹部压痛及反跳痛，以病变侧为甚，移动性浊音阳性。④妇科检查见后穹隆饱满、触痛明显，子宫颈有举痛，子宫增大但较停经时间小，子宫有漂浮感，病变侧附件可触及肿块，有压痛。

(2)辅助检查：①妊娠试验阳性。②腹腔穿刺或后穹隆穿刺抽出不凝固血液。③超声检查、腹腔镜检查、诊断性刮宫。

(3)诊断鉴别要点：①停经、腹痛、不规则阴道出血是异位妊娠常见三联征。②结合妊娠试验和超声检查即可确诊。

2.卵巢滤泡或黄体破裂

卵巢滤泡或黄体由于某种原因出现包壁破损、出血时，可引起腹痛，严重者可发生剧烈腹痛或休克。

(1)症状、体征特点：①患者一般在月经中、后期突然出现一侧下腹剧痛，无停经、阴道出血史。②症状轻者腹部压痛不明显；重者腹痛明显，伴有恶心、呕吐、头晕、出冷汗、晕厥、休克，腹部压痛、反跳痛，以病侧明显，移动性浊音阳性。③妇科检查见后穹隆饱满、触痛明显，子宫颈有举痛，子宫大小正常，病变侧附件可触及肿块，有压痛。

(2)辅助检查：①妊娠试验阴性。②腹腔穿刺或后穹隆穿刺抽出不凝固血液。③超声检查、腹腔镜检查。

(3)诊断鉴别要点:根据有无停经史、有无不规则阴道出血、妊娠试验结果可与异位妊娠进行鉴别。

3.侵蚀性葡萄胎或绒毛膜癌子宫自发性穿孔

侵蚀性葡萄胎或绒毛膜癌子宫自发性穿孔是由侵蚀性葡萄胎或绒毛膜癌侵犯子宫肌层所致。

(1)症状、体征特点:①患者常突然出现下腹剧痛,伴肛门坠胀感、恶心、呕吐。②患者有停经史,早孕反应较重,不规则阴道出血,贫血貌,腹部膨隆,压痛、反跳痛明显,移动性浊音阳性。③妇科检查见子宫颈举痛明显,子宫明显大于停经月份,质软,轮廓不清,子宫压痛明显,附件区可能扪及囊性肿块。

(2)辅助检查:①血、尿 HCG 值异常升高。②超声、CT、MRI、X 线检查。

(3)诊断鉴别要点:①本病患者有先行病史,有葡萄胎、流产、足月产史。②患者有其他转移灶的症状和体征,妇科检查显示子宫异常增大,HCG 异常升高,借此与异位妊娠鉴别。

4.出血性输卵管炎

急性输卵管炎时,如发生输卵管间质层出血,突破黏膜上皮进入管腔,由伞端流入腹腔,引起腹腔内出血,称为出血性输卵管炎。

(1)症状、体征特点:①患者突然出现下腹疼痛、阴道出血、肛门坠胀,伴发热、白带增多。②多数患者有分娩、流产、宫腔操作史,体温升高,下腹压痛、反跳痛明显,移动性浊音阳性。③妇科检查见白带较多,子宫颈举痛明显,附件区扪及条索状肿块。

(2)辅助检查:①妊娠试验阴性,血红蛋白含量下降,白细胞计数和中性粒细胞比例升高。②后穹隆穿刺、腹腔镜检查。

(3)诊断鉴别要点:①本病可发生于月经周期的任何时期,无停经史,有附件炎史,有发热、腹痛、白带增多等炎症表现,为其特点。②腹腔镜检查或剖腹探查可确诊。

5.急性盆腔炎伴感染性休克

导致急性盆腔炎的感染多数为混合性感染,其中厌氧菌感染产生的内毒素是引起感染性休克的主要原因。

(1)症状、体征特点:①患者下腹痛加剧,压痛、反跳痛及肌紧张明显,肠鸣音减弱或消失。②患者有急性盆腔炎的症状和体征,寒战,高热,体温不升,伴面色苍白、四肢厥冷等休克症状,有少尿、无尿等肾衰竭症状。③妇科检查见子宫颈举痛明显,子宫及双侧附件区触痛明显,可在附件区触及囊性肿块。

(2)辅助检查:①血白细胞计数、中性粒细胞比例升高,并可出现中毒颗粒。②血或病灶分泌物细菌培养可找到致病菌。

(3)诊断鉴别要点:①本病患者盆腔炎病史明确,随病情发展腹痛加剧,继而出现休克的症状和体征。②辅助检查有感染迹象为本病的特点。

6.肠系膜血液循环障碍

肠系膜血液循环障碍可导致肠管缺血坏死,多发生于肠系膜动脉。

(1)症状、体征特点:①患者突然发生剧烈腹部绞痛,呈持续性,止痛剂不能缓解,恶心、呕吐频繁。②起病早期患者腹软、腹部平坦,可有轻度压痛,肠鸣音活跃或正常;随着肠坏死和腹膜炎的发展,腹胀明显,肠鸣音消失,腹部压痛、反跳痛及肌紧张明显,并出现呕血和血便。③严重者症状和体征不相称为本病的特点,但血管闭塞范围广泛者可较早出现休克。

(2)辅助检查:①腹腔穿刺可抽出血性液体,表现为血液浓缩,白细胞计数升高。②腹部放射检查见大量肠胀气,腹腔有大量渗出液;放射平片显示肠管扩张、肠腔内有液平面。③选择性动脉造影显示闭塞的血管。

(3)诊断鉴别要点:①本病早期主要表现为突发脐周剧烈腹痛,恶心、呕吐频繁而腹部体征轻微。②盆腔检查无异常发现,较少阳性体征与剧烈的持续性绞痛症状不符合,为本病特征性表现。

(二)急性下腹痛伴发热

1.急性化脓性子宫内膜炎

急性化脓性子宫内膜炎是由链球菌、葡萄球菌及大肠埃希菌等化脓性细菌感染所致的子宫内膜急性化脓性炎症。

(1)症状、体征特点:①多见于分娩、流产及其他宫腔手术后。②术后即感下腹痛,继而出现畏寒、寒战、发热、全身乏力、出汗,下腹持续性疼痛,逐渐加重。③阴道分泌物增多,呈脓性或血性,有臭味。④妇科检查见阴道内及子宫颈口有大量脓性或血性带臭味的分泌物,子宫颈有举痛,宫体增大且压痛明显。

(2)辅助检查:①血白细胞计数及中性粒细胞比例增多。②宫腔分泌物细菌培养找到致病菌。

(3)诊断鉴别要点:①起病前有宫腔手术、经期性交或分娩史。②下腹痛、发热、白带增多呈脓性或脓血性且有臭味、妇科检查子宫压痛明显为本病特点。

2.急性淋菌性子宫内膜炎

急性淋菌性子宫内膜炎是由阴道淋病向上扩散感染子宫内膜引起的急性炎症。患者多有不洁性生活史。

(1)症状、体征特点:①患者有不洁性生活史,起病前有急性尿路炎、子宫颈炎、前庭大腺炎等症状。②阴道分泌物为脓性、有臭味,有持续性阴道出血。③下腹绞痛,伴畏寒、发热。④妇科检查见阴道内有大量脓性白带,子宫颈中有脓栓堵塞,子宫颈举痛明显,宫体增大且有压痛。

(2)辅助检查:①外周血白细胞计数及中性粒细胞比例增高。②宫腔脓性分泌物涂片或细菌培养可找到革兰阴性双球菌。

(3)诊断鉴别要点:患者有不洁性生活史或有已确诊的淋病史为本病特点。

3.急性输卵管炎

急性输卵管炎是指输卵管发生的急性炎症,为化脓性病理过程,其病原菌多来自外阴、阴道、子宫,常发生于流产、足月产、月经期或宫内手术后。

(1)症状、体征特点:①患者下腹部两侧剧烈疼痛,有压痛、反跳痛,肌紧张。②常发生于流产、足月产、月经期及宫腔手术后,白带增多,阴道不规则出血。③轻者低热,重者寒战、高热,甚至发生败血症。④妇科检查见阴道内脓性白带,子宫颈举痛,子宫一侧或两侧触痛,可触及增粗的输卵管。

(2)辅助检查:①外周血白细胞计数和中性粒细胞比例增高。②后穹隆穿刺抽出脓液或脓性渗出物,分泌物细菌培养找到致病菌。

(3)诊断鉴别要点:①本病常发生于流产、足月产、月经期及宫腔手术后。②下腹痛可表现为一侧或双侧,妇科检查一侧或双侧附件有压痛,输卵管增粗、触痛明显为其典型特征。

4.急性盆腔结缔组织炎

急性盆腔结缔组织炎是指盆腔结缔组织初发的炎症。

(1)症状、体征特点:①寒战、发热,呈持续高热,转为弛张热;形成脓肿时,反复出现寒战,并出现全身中毒症状,伴恶心、呕吐、腹胀、腹泻、尿频、尿急、尿痛、里急后重及肛门坠胀感。②下腹部有弥漫性压痛、反跳痛及肌紧张,持续疼痛,向臀部及两下肢放射。③妇科检查见子宫颈举痛,子宫及宫旁组织压痛明显,有增厚感,子宫增大、压痛,活动度受限。

(2)辅助检查:①外周血白细胞计数及中性粒细胞比例升高。②高热时血培养偶可培养出致病菌。③后穹隆穿刺抽出脓液。

(3)诊断鉴别要点:①本病有明确的病史,患者有明显的感染性全身症状。②检查显示下腹部有弥漫性压痛、反跳痛及肌紧张,子宫及宫旁压痛明显,为本病特征性表现。

5.急性阑尾炎

急性阑尾炎是指阑尾发生的急性炎症，是比较常见的引起下腹痛的疾病。当急性阑尾炎的腹痛转移到右下腹时，易与相关的妇产科疾病混淆。

(1)症状、体征特点。①转移性右下腹痛：开始为上腹部或全腹、脐周痛，后局限于右下腹部。②发热，伴恶心、呕吐。③体检：右下腹麦氏点压痛、反跳痛及肌紧张，肠鸣音减弱或消失。④妇科检查：生殖器无异常发现。

(2)辅助检查：①外周血白细胞计数及中性粒细胞比例升高。②超声检查子宫、附件无异常。

(3)诊断鉴别要点：①本病起病急，腹痛在先，发热在后，有典型的转移性右下腹痛发病经过。②妇科检查无阳性体征为本病特征。

6.子宫肌瘤红色变性

子宫肌瘤红色变性多见于妊娠期或产褥期，是一种特殊类型的坏死，子宫肌瘤发生红色变性时，肌瘤体积迅速改变，发生血管破裂，出血弥散于组织内。

(1)症状、体征特点：①患者有月经过多史或已确诊有子宫肌瘤史。②剧烈腹痛，多于妊娠期或产褥期突然出现。③伴发热、恶心、呕吐。④下腹压痛，肌瘤较大时可扪及肿块，并有压痛。

(2)辅助检查：①外周血白细胞计数及中性粒细胞比例升高。②超声检查、CT、MRI 检查。

(3)诊断鉴别要点：①患者有子宫肌瘤史，于妊娠期或产褥期突然出现剧烈腹痛、发热。②检查子宫肌瘤迅速增大，局部压痛明显，为本病的特征。

7.急性肠系膜淋巴结炎

急性肠系膜淋巴结炎好发于7岁以下儿童，以冬春季节多见，常并发于上呼吸道感染或肠道感染。小儿肠系膜淋巴结在回肠末端和回盲部分布丰富，且小肠内容物常因回盲瓣的作用在回肠末端停留，肠内细菌和病毒产物易在该处吸收进入回盲部淋巴结，致肠系膜淋巴结炎。

(1)症状、体征特点：①多见于儿童及青少年，有上呼吸道感染史。②高热、腹痛、呕吐三联征；有时腹泻伴高热；右下腹压痛、反跳痛及肌紧张。③妇科检查无阳性体征。

(2)辅助检查：①外周血白细胞计数及中性粒细胞比例升高。②超声检查子宫附件无异常。

(3)诊断鉴别要点：①多见于儿童及青少年，常有上呼吸道感染史。②下腹痛伴发热，检查下腹压痛点广泛且与肠系膜根部方向一致。③妇科检查无阳性体征为本病的特征。

(三)急性下腹痛伴盆腔肿块

1.卵巢肿瘤蒂扭转

卵巢肿瘤蒂扭转好发于瘤蒂较长、瘤体中等大小、活动度大的卵巢肿瘤,因子宫的上下移动、肠蠕动、体位骤变可使肿瘤转动,其蒂(骨盆漏斗韧带、卵巢固有韧带和输卵管)随之扭转。当扭转超过某一角度且不能恢复时,可使走行于其间的肿瘤静脉回流受阻,致使瘤内高度充血或血管破裂,进而使瘤体急剧增大,瘤内发生出血。最后动脉血流因蒂扭转而受阻,肿瘤发生坏死、破裂、感染。

(1)症状、体征特点:①活动或体位改变后突然出现一侧下腹剧烈持续性疼痛,伴恶心、呕吐。②体检:患侧腹部压痛,早期无明显的反跳痛及肌紧张,随病程延长,肿瘤坏死,继发感染,腹痛加剧,检查有反跳痛及肌紧张。③妇科检查:在子宫一侧可扪及肿块,张力较大,有压痛,其蒂部最明显。

(2)辅助检查:超声检查。

(3)诊断鉴别要点:①患者有盆腔肿块病史。②突然出现一侧下腹剧烈持续绞痛,其发生与体位改变有关,为本病的特征。

2.卵巢肿瘤破裂

卵巢肿瘤发生破裂的原因有外伤和自发两种:外伤性破裂常由腹部遭受重击、分娩、性交、妇科检查或穿刺等引起;自发性破裂常由肿瘤生长过快所致,多数为恶性肿瘤浸润性生长所致。

(1)症状、体征特点。①腹痛:卵巢小囊肿或单纯性囊腺瘤破裂时,腹痛轻微;卵巢大囊肿或成熟性畸胎瘤破裂时,腹痛剧烈,伴恶心、呕吐、腹膜炎症状;卵巢恶性肿瘤破裂时,腹痛剧烈,伴腹腔内出血,甚至休克。②下腹压痛、反跳痛及肌紧张。③妇科检查:子宫颈举痛,原有的肿瘤缩小或消失。

(2)辅助检查:①后穹隆穿刺抽出相应的囊液或血液。②超声检查。

(3)诊断鉴别要点:①患者有卵巢肿块史,有腹部外伤、性交、分娩、妇科检查或肿块穿刺等诱因。②腹痛后原有的卵巢肿块缩小或消失,为本病特征。

3.盆腔炎性肿块

盆腔炎性肿块起自急性输卵管炎。因输卵管腔内的炎性分泌物流到盆腔,继发盆腔腹膜炎、卵巢周围炎,使输卵管、卵巢、韧带、大网膜及肠管等粘连成一团,形成盆腔炎性肿块。

(1)症状、体征特点:①下腹疼痛、发热。②妇科检查:在子宫旁有肿块,形态不规则,呈实性或囊实性,活动度差,有压痛。

(2)辅助检查:①外周血白细胞计数及中性粒细胞比例升高。②超声、CT、MRI 等检查。

(3)诊断鉴别要点:①患者先出现下腹痛、发热,继而出现盆腔肿块。②肿块形态不规则,呈实性或囊实性,活动度差,有压痛,常与子宫粘连,为本病的特征。

4.子宫肌瘤

子宫肌瘤是女性生殖器最常见的良性肿瘤,也是人体最常见的肿瘤,主要由平滑肌细胞增生而成,其间有少量纤维结缔组织。

(1)症状、体征特点:①患者既往有月经紊乱、子宫肌瘤病史。②疼痛多为轻微坠痛,如浆膜下肌瘤蒂扭转,则出现剧烈疼痛;在妊娠期或产褥期突然出现腹痛、发热、肌瘤迅速增大,多为子宫肌瘤红色变性。

(2)辅助检查:超声检查。

(3)诊断鉴别要点:本病患者有子宫肌瘤病史,妇科检查及盆腔 B 超可明确诊断。

5.盆腔脓肿

盆腔脓肿包括输卵管积脓、卵巢脓肿、输卵管卵巢脓肿、直肠子宫陷凹脓肿及直肠阴道隔脓肿。

(1)症状、体征特点:①腹痛剧烈,下腹部耻骨区域触痛明显,有反跳痛及肌紧张。②伴有寒战、高热。③妇科检查:阴道内及子宫口有脓性分泌物,子宫颈举痛明显,子宫有压痛,在子宫旁可触及肿块,张力大呈囊性,触痛明显。

(2)辅助检查:①外周血白细胞计数及中性粒细胞比例升高。②超声、CT、MRI 检查。

(3)诊断鉴别要点:①本病先有急性盆腔炎的症状和体征,后出现盆腔肿块、持续高热、下腹痛。②肿块张力大有波动感,触痛明显,为本病特征。

(四)周期性下腹痛

1.子宫腺肌病

子宫腺肌病是指子宫内膜侵入子宫肌层的疾病。

(1)症状、体征特点:①患者有继发性痛经,并呈进行性加重。②月经增多,经期延长,继发性不孕。③妇科检查:子宫均匀性增大,局部有局限性结节突起,质地较硬,经前、经期增大、变软,有压痛,经后子宫稍缩小。

(2)辅助检查:超声检查。

(3)诊断鉴别要点:超声检查对本病与子宫肌瘤的鉴别帮助较大。

2.子宫内膜异位症

子宫内膜异位症是指当具有生长功能的子宫内膜组织出现在子宫腔被覆黏膜以外的身体其他部位时导致的疾病。

(1)症状、体征特点:①痛经大多数表现为继发性、进行性加重。②性交痛、月经失调、不孕。③妇科检查:子宫正常大小,后倾固定,直肠子宫陷凹或子宫骶韧带或子宫后壁下段有触痛性结节,附件区可触及肿块,呈囊性或囊实性,活动差,有压痛。

(2)辅助检查:超声检查、CA125 检测、腹腔镜检查。

(3)诊断鉴别要点:①育龄女性有进行性痛经、不孕和月经紊乱。②妇科检查有触痛性结节或子宫旁有不活动的囊性包块,为本病特征性表现。

3.先天性处女膜闭锁

处女膜闭锁又称无孔处女膜。由于处女膜闭锁,经血无法排出,最初积在阴道内,反复多次月经来潮后,逐渐发展成子宫腔积血、输卵管积血,甚至腹腔内积血。

(1)症状、体征特点:①月经来潮前患者无任何症状,来潮后出现周期性下腹痛。②妇科检查处女膜向外膨隆,表面呈紫蓝色,无阴道开口;肛门检查可扪及阴道膨隆呈球状向直肠突起,阴道包块上方的子宫压痛明显,下压包块,处女膜膨隆更明显。

(2)辅助检查:超声检查。

(3)诊断鉴别要点:①本病仅见于青春期少女,患者无月经来潮,但第二性征发育良好,有进行性加重的周期性腹痛。②妇科检查处女膜向外膨隆,表面呈紫蓝色,无阴道开口;肛门检查可扪及阴道膨隆呈球状向直肠突起,阴道包块上方的子宫压痛明显,下压包块,处女膜膨隆更明显,为本病特征。

4.Asherman 综合征

Asherman 综合征即宫腔粘连综合征,是患者在人工流产、中期妊娠引产或足月分娩后造成宫腔广泛粘连而引起的闭经、子宫内膜异位症、继发不孕和再次妊娠引起流产等一系列症状。

(1)症状、体征特点:①人工流产或刮宫后,患者出现闭经或月经减少。②患者有进行性加重的周期性下腹痛,呈痉挛性,伴肛门坠胀感。③闭经用人工周期治疗无撤退性出血。④继发性不孕、流产、早产、胎位不正、胎儿死亡或胎盘植入。⑤妇科检查:子宫正常大小或稍大,较软,压痛明显,子宫颈闭塞,宫腔探针不能通过,子宫颈举痛,附件压痛明显,子宫旁组织、子宫骶韧带处压痛。

(2)辅助检查:超声检查、子宫输卵管造影检查、宫腔镜检查。

(3)诊断鉴别要点:①本病继发子宫腔操作后,患者有周期性下腹痛,呈进行性加重,无月经来潮。②妇科检查见子宫颈闭塞,为本病特征。

(五)慢性下腹痛伴白带增多

1.慢性盆腔炎

慢性盆腔炎常为急性盆腔炎未能彻底治疗,或患者体质较差,病程迁延所致。

(1)症状、体征特点:①下腹坠胀、疼痛、腰骶部酸痛,在劳累、性交后及月经期前后加剧。②月经过多、经期延长、白带增多、不孕。③妇科检查:盆腔(子宫、附件)有压痛等炎症表现。

(2)辅助检查:超声检查。

(3)诊断鉴别要点:①患者有急性盆腔炎病史,继而出现慢性下腹痛。②妇科检查发现子宫一侧或两侧片状增厚,子宫骶韧带增厚变硬,发病时压痛明显,为本病特征。

2.盆腔淤血综合征

盆腔淤血综合征是由于盆腔静脉充盈、扩张及血流明显缓慢所致的一系列综合征。

(1)症状、体征特点:①多见于早婚、早育、多产、子宫后位、习惯性便秘及长时间从事站立工作的女性。②下腹部坠痛、酸胀及骶臀部疼痛。③伴有月经过多、经期延长、乳房胀痛、性交痛、白带增多。④妇科检查显示外阴、阴道呈蓝色,伴有静脉曲张,子宫体增大而软,附件区可触及柔软增厚感。

(2)辅助检查:体位试验阳性、盆腔静脉造影、盆腔血流图、腹腔镜检查。

(3)诊断鉴别要点:①疼痛在久立、劳累或性交后加重。②妇科检查见外阴、阴道呈蓝色,静脉曲张,子宫颈肥大而质软,略呈蓝色。③体位试验、盆腔静脉造影、盆腔血流图及腹腔镜检查等有助于诊断。

3.慢性子宫颈炎

慢性子宫颈炎是妇科疾病中最常见的一种,因性生活、分娩、流产后,细菌侵入子宫颈管引起,多由急性子宫颈炎未治疗或治疗不彻底转变而来。

(1)症状、体征特点:①外阴轻度瘙痒。②白带增多,通常呈乳白色黏液状,有时呈淡黄色脓性,有息肉形成时伴有血丝或接触性出血。③月经期、排便或性生活后下腹或腰骶部有疼痛;或者有部分患者出现膀胱刺激症状,有尿频或排尿困难,但尿常规检查正常。④妇科检查见子宫颈有红色细颗粒糜烂区及颈管分泌脓性黏液样白带,子宫颈有不同程度的糜烂、肥大,有时质硬,有时可见息肉、外翻、腺体囊肿等病理变化。

(2)辅助检查:①须常规做子宫颈刮片检查,必要时做活体组织检查(简称活检)。②慢性子宫颈炎须与子宫颈癌鉴别,可行阴道镜检查、子宫颈刮片、子宫颈活检或子宫颈锥切加以诊断。

(3)诊断鉴别要点:须常规做子宫颈刮片检查,必要时做活检以排除子宫颈癌。

4.后位子宫

后位子宫包括子宫后倾及子宫后屈。

(1)症状、体征特点:①痛经、腰背痛。②不孕、白带增多、月经异常、性生活不适。③妇科检查显示子宫后倾,质软,有轻微压痛,附件下垂至直肠窝。

(2)辅助检查:B超检查见子宫极度后位,其他无异常。

(3)诊断鉴别要点:经手法复位后症状好转是本病的特征。

(六)慢性下腹痛伴阴道出血

1.陈旧性宫外孕

陈旧性宫外孕是指输卵管妊娠流产或破裂,长期反复内出血所形成的盆腔血肿不消散,血肿机化变硬并与周围组织粘连导致的疾病。

(1)症状、体征特点:①停经史、不规则阴道出血、下腹痛。②妇科检查显示子宫无增大,子宫旁可扪及形态不规则的肿块,有压痛。

(2)辅助检查:后穹隆穿刺、妊娠试验、超声检查、腹腔镜检查。

(3)诊断鉴别要点:①停经史、不规则阴道出血、下腹痛;妊娠试验阳性;后穹隆穿刺抽出暗红色不凝固血液,为本病特征。②腹腔镜检查可确诊。

2.子宫内膜异位症

(1)症状、体征特点:①慢性下腹胀痛或肛门胀痛、性交痛。②月经增多、经期延长。③妇科检查显示子宫后倾固定,可在直肠子宫陷凹、子宫骶韧带、子宫后壁触及痛性结节,在子宫一侧或两侧可触及囊性或囊实性肿块。

(2)辅助检查:超声检查、CA125 检测、腹腔镜检查。

(3)诊断鉴别要点:①育龄女性有进行性痛经、不孕和月经紊乱。②妇科检查有触痛性结节或子宫旁有不活动的囊性包块,为本病特征性表现。

3.宫腔内放置节育器后

宫腔内放置节育器后最常见的并发症为慢性下腹痛及不规则阴道出血,这是由节育器在子宫腔内随宫缩移位引起的，如节育器过大或放置节育器时未移送至宫底部而居宫腔下段时，更易发生。

(1)症状、体征特点：①宫腔内放置节育器后出现慢性下腹胀痛或腰骶部酸痛。②阴道出血、经期延长、淋漓不尽、白带中带血。③妇科检查无其他病变体征。

(2)辅助检查：超声检查宫内节育器是否下移或有无异常情况。

(3)诊断鉴别要点：①放置节育器后出现上述症状，一般药物治疗无效。②妇科检查无其他异常发现，取出节育器后症状消失，为本病的特征。

(七)慢性下腹痛伴发热、消瘦

1.结核性盆腔炎

结核性盆腔炎是指由结核分枝杆菌感染女性盆腔引起的盆腔炎症。

(1)症状、体征特点：①下腹疼痛，经期加剧。②经期或午后发热、盗汗、乏力、食欲缺乏、体重减轻。③月经过多、减少，闭经，不孕。④妇科检查可扪及不规则的囊性肿块，质硬，子宫轮廓不清，严重时呈冰冻骨盆。

(2)辅助检查：①子宫内膜病理检查。②胸部、消化道及泌尿道 X 线检查。③子宫输卵管造影、超声检查、腹腔镜检查。④结核菌素试验、结核分枝杆菌培养。

(3)诊断鉴别要点：①患者有原发不孕、月经稀少或闭经。②患者有低热、盗汗时，有结核病接触史或结核病史可为本病诊断提供参考。

2.卵巢恶性肿瘤

卵巢恶性肿瘤是女性生殖器三大恶性肿瘤之一。由于卵巢位于盆腔深部，卵巢恶性肿瘤不易被早期发现。

(1)症状、体征特点：①有卵巢癌早期症状，如食欲缺乏、消化不良、体重下降、下腹胀痛、下腹包块、腹水。②邻近脏器受累出现压迫直肠、膀胱、输尿管的症状。③妇科检查显示盆腔内触及散在、质硬结节，肿块多为双侧性，实性或囊实性，表面高低不平，固定不动。

(2)辅助检查：①腹水细胞学检查。②后穹隆肿块穿刺活检。③超声、CT、MRI 检查，肿瘤标志物检查，腹腔镜检查。

(3)诊断鉴别要点：超声、CT、MRI 检查，肿瘤标志物检查，肿块活检可助本病诊断。

3.艾滋病

艾滋病又称为获得性免疫缺陷综合征，是由人类免疫缺陷病毒感染引起的性传播疾病。可引起 T 淋巴细胞损害，导致持续性免疫缺陷、多器官机会性感染及罕见恶性肿瘤，最终导致死亡。

(1)症状、体征特点：①高热、多汗、乏力、周身痛、消瘦、腹泻、呕吐等。②常合并阴道真菌感染，以白色念珠菌感染较多见，白带增多。③体格检查显示全身淋巴结肿大。

(2)辅助检查：①白细胞计数低下，淋巴细胞比例降低。②血人类免疫缺陷病毒抗体检测常用酶联免疫吸附试验、荧光免疫法和免疫印迹法。

(3)诊断鉴别要点：①本病有全身淋巴结肿大、高热、乏力、周身痛等以免疫缺陷为基础而发生的一系列艾滋病症状和体征。②检查血人类免疫缺陷病毒抗体可确诊。

第二节 白带异常

白带是由阴道黏膜渗出液、子宫颈管、子宫内膜及输卵管黏膜腺体分泌物混合而成，正常白带呈白色稀糊状或蛋清样，高度黏稠，无腥臭味，量少。白带量多少与雌激素分泌相关：月经前后 2～3 天量少，排卵期增多，青春期前、绝经后减少，妊娠期增多。生殖器炎症或肿瘤时，白带量明显增多且特点有改变。

一、原因

白带异常主要见于生殖器炎症和生殖器肿瘤。

(一)生殖器炎症

阴道炎(较常见的有滴虫阴道炎、外阴阴道假丝酵母病、细菌性阴道病、老年性阴道炎)、子宫颈炎、盆腔炎等。

(二)生殖器肿瘤

子宫黏膜下肌瘤、阴道癌、子宫颈癌、子宫内膜癌、输卵管癌等。

(三)其他

阴道腺病、卵巢功能失调、阴道内异物、放置宫内节育器等。

二、鉴别要点

(一)灰黄色或黄白色泡沫状稀薄白带

此为滴虫阴道炎的特征，多伴外阴瘙痒。

(二)凝乳或豆渣样白带

此为外阴阴道假丝酵母病的特征,多伴外阴奇痒或灼痛。

(三)灰白色匀质白带

此常见于细菌性阴道病,有鱼腥味,可伴外阴瘙痒。

(四)透明黏性白带

外观正常,量明显增多,应考虑卵巢功能失调、阴道腺病或子宫颈高分化腺癌。

(五)脓性白带

此为细菌感染所致,色黄或黄绿,黏稠,有臭味,可见于阴道炎、急性子宫颈炎及子宫颈管炎、子宫腔积脓、阴道内异物、阴道癌或子宫颈癌并发感染。

(六)血性白带

血性白带是指白带中混有血液,血量多少不定,可考虑子宫颈癌、子宫内膜癌、子宫颈息肉、子宫黏膜下肌瘤、放置宫内节育器等。

(七)水样白带

水样白带是指持续流出淘米水样白带,具有奇臭者,一般为晚期子宫颈癌。间断性排出清澈黄红色水样白带,应考虑为输卵管癌。

第三节　外阴瘙痒

外阴瘙痒是由多种不同病变引起的一种症状,但也可能发生在正常女性。严重时影响生活、工作和休息。

一、病因

(一)局部原因

1.阴道分泌物刺激

患有慢性子宫颈炎及各种阴道炎时,由于分泌物增多刺激外阴部皮肤而常引起外阴瘙痒,滴虫阴道炎和外阴阴道假丝酵母病是引起外阴瘙痒的最常见原因。

2.外阴营养不良

外阴营养不良者,其外阴瘙痒难忍。

3.不良卫生习惯

不注意外阴清洁,经血、大小便等长期刺激,月经垫不洁及穿不透气的化纤内裤等,均能诱发外阴瘙痒。

4.化学物品、药品刺激及变态反应

肥皂、避孕套、某些药物等的直接刺激或变态反应,均能引起外阴瘙痒。

5.其他

阴虱、疥疮、疱疹、尖锐湿疣、外阴湿疹、蛲虫感染等也能引起外阴瘙痒。

(二)全身原因

糖尿病及黄疸患者的尿液对自身外阴皮肤的刺激,维生素缺乏,尤其是维生素A、B族维生素的缺乏,妊娠期肝内胆汁淤积症,妊娠期或经前期外阴部充血等均可引起外阴不同程度的瘙痒。另有部分患者虽外阴瘙痒十分严重,但原因不明,可能与精神或心理方面因素有关。

二、临床表现及诊断

主要症状是外阴瘙痒,瘙痒多位于阴蒂、大小阴唇、会阴、肛周。一般在夜间、食用刺激性食物后或经期加重。瘙痒程度因个体及病因不同而有差异。局部检查可见局部潮红或有抓痕,或皮肤粗糙及色素减退等。有时继发感染。诊断时医师应详细询问患者病史,进行局部检查及必要的实验室检查,尽可能查出病因。

三、治疗

(一)一般治疗

保持外阴皮肤清洁、干燥,切忌搔抓。不用热水烫洗,忌用肥皂,有感染时可用高锰酸钾液坐浴。内裤应宽松透气。

(二)病因治疗

积极治疗引起外阴瘙痒的疾病,如各种阴道炎、糖尿病等。若有阴虱应剔净阴毛,内裤和被褥要煮洗、消毒,局部应用氯化氨基汞软膏,配偶也应同时治疗。

(三)对症治疗

1.外用药

急性炎症期可用3%硼酸液湿敷,洗后局部涂搽40%氧化锌软膏、炉甘石洗剂等。慢性瘙痒可使用糖皮质激素或2%苯海拉明软膏涂擦，用以止痒。

2.内服药

症状严重者，服用镇静、脱敏药物，如氯苯那敏、苯海拉明等。

3.乙醇注射法

对外阴皮肤正常、瘙痒严重、其他疗法无效的难治性患者，可采用无水乙醇皮下注射。

4.中药熏洗

(1)蛇床子散：蛇床子、川椒、明矾、百部、苦参各15 g，煎水先熏后坐浴，每天2次，连用10天。

(2)茵苦洗剂：茵陈、苦参各9 g，煎水熏洗。

(3)皮炎洗剂：透骨草16 g，蒲公英、马齿苋、紫花地丁、黄芩、防风、独活、羌活各15 g，艾叶16 g，甘草15 g，煎水熏洗。

第四节　阴道出血

除正常月经外，女性生殖道任何部位的出血，均称阴道出血。出血部位可来自输卵管、子宫体、子宫颈、阴道、处女膜、阴道前庭和外阴。阴道出血的表现形式有经量增多、周期不规则的阴道出血、无任何周期可辨的长期持续性阴道出血、停经后阴道出血、阴道出血伴白带增多、性交后出血、经间期出血、经前或经后点滴出血、停经多年后阴道出血、间歇性阴道排出血水等。阴道出血常见于以下情况。①功能失调性子宫出血：为妇科常见病，由调节生殖的神经内分泌机制失常引起的异常子宫出血，而全身及内外生殖器官无器质性病变存在。分为有排卵性和无排卵性2类。②生殖道炎症：外阴溃疡、老年性阴道炎、滴虫阴道炎、外阴阴道假丝酵母病、子宫颈糜烂、子宫颈息肉、急慢性子宫内膜炎、萎缩性子宫内膜炎、结核性子宫内膜炎、子宫内膜息肉、急慢性盆腔炎等。③生殖器肿瘤：良性肿瘤有子宫肌瘤、葡萄胎、卵巢卵泡膜细胞瘤；恶性肿瘤有外阴癌、阴道癌、子宫颈癌、子宫内膜癌、子宫肉瘤、绒毛膜癌、侵蚀性葡萄胎、输卵管癌及卵巢癌等。④与妊娠有关的疾病：宫外孕、流产、胎盘残留、胎盘息肉及子宫复旧不良。⑤损伤、异物和药物：外阴阴道创伤、性交所致处女膜阴道损伤、宫内节育器放置、避孕药或雌孕激素的使用。⑥全身性疾病：肝功能损害、血小板减少性紫癜、再生障碍性贫血、弥散性血管内凝血、白血病、高血压、尿毒症等。

一、病史采集要点

(一)年龄对诊断有重要参考价值

新生女婴生后数天有少量阴道出血，是来自母体的雌激素水平在出生后突然下降、子宫内膜脱落所致。幼女出现阴道出血，应考虑性早熟或生殖道恶性肿瘤的可能。青春期少女出血多为无排卵性功血。育龄女性出现阴道出血，应考虑与妊娠有关的疾病。围绝经期出血多为无排卵性功血。绝经后出血多为恶性肿瘤。

(二)详细询问阴道出血的表现形式

月经量多或经期延长但周期基本正常，为子宫肌瘤的典型表现。而子宫腺肌病、宫内节育器及有排卵性功血也有类似表现。无任何周期可辨的长期持续阴道出血，多为生殖道恶性肿瘤所致。停经后阴道出血，若发生于育龄女性，首先考虑与妊娠有关的疾病，若发生于绝经后女性，应考虑生殖道恶性肿瘤。性交后阴道出血，应注意早期子宫颈癌。经间期出血多为排卵期出血。间歇性阴道排出血水，应警惕有输卵管癌的可能。

(三)相关症状及既往史有助于诊断

阴道出血伴发热注意宫内感染，伴阵发性下腹痛多见于流产，伴持续性剧烈腹痛多见于宫外孕破裂，伴恶臭白带应考虑子宫颈癌或黏膜下肌瘤并发感染。了解全身性疾病史，如血小板减少性紫癜、白血病等，了解使用性激素类药物史，了解是否放置宫内节育器。

二、体格检查重点

(一)全身检查

观察血压、脉搏、体温、呼吸等生命体征，皮肤及牙龈有无出血倾向、甲状腺情况，淋巴结及肝脾是否肿大。

(二)妇科检查

窥视外阴、阴道及子宫颈情况，判断出血来源，双合诊或三合诊检查子宫大小、硬度，有无包块及举痛；子宫旁有无包块及压痛。

三、实验室与辅助检查

(一)血液检查

血常规、凝血功能检查及肝功能检查了解血液及肝脏情况。

(二)妊娠试验

妊娠试验是指利用 HCG 的生物学或免疫学特点，检测受试者体内 HCG 水平。HCG 主要由合体滋养细胞分泌，可由受试者血清或尿液中测出。因此，通过对 HCG 的检测，协助诊断早孕及与妊娠有关的疾病，如异位妊娠、滋养细胞疾病等。目前，临床上普遍采用酶联免疫吸附试验及放射免疫法。

(三)子宫颈刮片细胞学检查

子宫颈刮片细胞学检查用于筛检子宫颈癌，在子宫颈移行带区取材，结果分 5 级：Ⅰ级正常，Ⅱ级炎症，Ⅲ级可疑，Ⅳ级可疑阳性，Ⅴ级阳性。Ⅲ～Ⅴ级者应行阴道镜下子宫颈活检。

(四)阴道镜下子宫颈活检

应在阴道镜帮助下，观察子宫颈表面有无异型上皮或早期癌变，并选择病变部位进行活检。所取组织既要有上皮组织，又要有间质组织。子宫颈活检阴性时，应用小刮匙搔刮子宫颈管，刮出物送病理检查。当子宫颈刮片多次检查为阴性，而子宫颈活检为阳性；或活检为原位癌，但不能排除浸润癌时，均应做子宫颈锥切术。

(五)诊断性刮宫

刮取子宫内膜送病理检查，明确是否为子宫内膜病变引起的阴道出血。术中注意子宫腔深度和形态、子宫壁有无高低不平及刮出组织的量，注意应尽量全面刮宫。怀疑癌变者，所取组织量足以做病理检查时，则不必全面刮取，以防癌细胞扩散及损伤子宫。疑有子宫内膜脱落不全时，选择月经期第 5 天手术。不规则子宫出血者，任何时间均可刮取子宫内膜。一般应进行分段诊断性刮宫，先用小刮匙环刮子宫颈管取得组织，再刮取子宫内膜，将标本分别放置后送病理检查。

(六)内镜检查

宫腔镜检查采用膨宫介质扩张宫腔，通过纤维导光束和透镜将冷光源经宫腔镜导入宫腔内，直视下观察子宫颈管、子宫内口、子宫内膜及输卵管开口，对子

(2)辅助检查:诊断性刮宫,刮出物送病理检查。

(3)诊断鉴别要点:妇科检查、诊断性刮宫及病理检查有助于诊断。

3.慢性盆腔炎

慢性盆腔炎常为急性盆腔炎未能彻底治疗,或患者体质较差,病程迁延所致。

(1)症状、体征特点:①月经期延长,月经量增多,不规则阴道出血。②继发不孕,白带增多,低热。③下腹坠胀、疼痛,腰骶部酸痛,在劳累、性交后及月经前后加剧。④妇科检查见子宫呈后位,活动受限,粘连固定,一侧或双侧附件有压痛、增厚。

(2)辅助检查:子宫颈分泌物培养可找到致病菌。超声检查、腹腔镜检查。

(3)诊断鉴别要点:①本病由急性盆腔炎迁延所致。临床表现为月经期延长、月经量增多、不规则阴道出血;下腹坠胀、疼痛,腰骶部酸痛,在劳累、性交后及月经前后加剧。②妇科检查见子宫呈后位,活动受限,粘连固定,一侧或双侧附件有压痛、增厚。③腹腔镜检查有助于诊断。

4.子宫内膜癌

子宫内膜癌是指子宫内膜发生的癌,绝大多数为腺癌,为女性生殖器官三大恶性肿瘤之一。

(1)症状、体征特点:①绝经前后不规则阴道出血,尤其是绝经后阴道出血。②晚期出现消瘦、贫血、发热等恶病质表现。③妇科检查早期无异常,子宫不萎缩,饱满。

(2)辅助检查:超声、CT、MRI检查,阴道脱落细胞检查、分段诊断性刮宫、宫腔镜检查。

(3)诊断鉴别要点:本病好发于老年女性,患者往往有绝经延迟、肥胖、不育、高血压、糖尿病史。子宫内膜病理检查可确诊。

5.原发性输卵管癌

原发性输卵管癌是一种起源于输卵管内膜的恶性肿瘤,因诊断困难,发现时多已较晚,因而预后不良。

(1)症状、体征特点:①多有输卵管炎和不孕史。②阴道流液、腹痛及腹部包块三联征。③妇科检查显示子宫旁扪及大小不定、囊实性或实性肿块,表面光滑,活动受限。

(2)辅助检查:超声、CT、MRI检查,阴道脱落细胞检查、腹腔镜检查。

(3)诊断鉴别要点:腹腔镜检查或剖腹探查结合病理检查可确诊。

6.阴道、子宫颈、子宫体恶性肿瘤晚期

阴道、子宫颈、子宫体恶性肿瘤晚期预后较差。

(1)症状、体征特点:①阴道出血、流液。②侵犯邻近器官引起对应的症状、体征。

(2)辅助检查:超声、CT、MRI检查,阴道脱落细胞检查、活检。

(3)诊断鉴别要点:活检可确诊。

(三)不规则阴道出血伴妊娠试验阳性

1.流产

流产是指妊娠不足28周、胎儿体重不足1 000 g而终止的病症。

(1)症状、体征特点:①停经,阴道出血,腹痛或腰痛。②妇科检查见子宫大小与停经月份不相符,子宫颈口未闭合。

(2)辅助检查:妊娠试验、超声检查。

(3)诊断鉴别要点:妇科检查、妊娠试验、超声检查有助于诊断。

2.异位妊娠

异位妊娠是指受精卵在子宫体腔以外着床的病症。

(1)症状、体征特点:①停经,腹痛,阴道出血。②妇科检查示子宫颈呈紫蓝色,子宫颈举痛阳性,阴道后穹隆饱满、触痛,子宫稍大、有浮球感,子宫旁可扪及包块。

(2)辅助检查:妊娠试验、HCG检测、超声检查、诊断性刮宫、腹腔镜检查。

(3)诊断鉴别要点:妇科检查、HCG测定、超声检查有助于诊断,腹腔镜检查可确诊。

3.葡萄胎

葡萄胎是指妊娠后胎盘绒毛滋养细胞异常增生,终末绒毛转变成水泡,水泡间相连成串的病症。因形如葡萄而得名。

(1)症状、体征特点:①早孕反应出现早且严重。②流产时阴道出血量大。③妇科检查示子宫大于妊娠月份,部分患者子宫旁可扪及囊性包块。

(2)辅助检查。①HCG测定:血、尿HCG浓度大大高于正常妊娠相应月份值。②超声检查:B超显示明显增大的子宫腔内充满弥漫分布的光点和小囊样无回声区,低分辨时呈粗点状或雪花状图像。③子宫腔刮出物病理检查。

(3)诊断鉴别要点:超声检查及子宫腔刮出物病理检查有助于诊断。

4.侵蚀性葡萄胎

侵蚀性葡萄胎是指葡萄胎组织侵入子宫肌层局部,少数转移至子宫外,具有类似恶性肿瘤表现的病症。

(1)症状、体征特点:①有近期葡萄胎病史。葡萄胎清除后半年有阴道不规则出血。②病灶转移到肺可出现咳嗽、咯血、胸闷、呼吸困难;转移到阴道可见紫蓝色结节;转移到脑可出现头痛、呕吐。③妇科检查示子宫较正常大而软,卵巢黄素囊肿持续存在。

(2)辅助检查:HCG 测定、超声检查、胸部 X 线检查、CT 检查、MRI 检查、腹腔镜检查、组织物病理检查。

(3)诊断鉴别要点:结合症状、体征和病理检查可确诊。

5.绒毛膜癌

绒毛膜癌是指滋养细胞恶变,失去绒毛或葡萄样组织结构而散在性侵入子宫肌层,且转移至其他组织器官并引起组织破坏的病症。

(1)症状、体征特点:①有早产、流产、足月产、异位妊娠、葡萄胎病史。②阴道不规则出血。③病灶转移到肺可出现咳嗽、咯血、胸闷、呼吸困难;转移到阴道可见紫蓝色结节;转移到脑可出现头痛、呕吐。④妇科检查示子宫较正常大而软,形状不规则,一侧突起呈结节状。

(2)辅助检查:HCG 测定、超声检查、胸部 X 线检查、CT 检查、MRI 检查、腹腔镜检查、组织物病理检查。

(3)诊断鉴别要点:结合症状、体征和病理检查可确诊。

(四)不规则阴道出血伴肿块

1.子宫黏膜下肌瘤

子宫黏膜下肌瘤是指子宫肌瘤向子宫黏膜方向生长,突出子宫腔,仅由黏膜覆盖的病症。

(1)症状、体征特点:①月经过多,出血多或出血时间长可致贫血,阵发性腹痛。②妇科检查:如子宫肌瘤脱出子宫颈口可见子宫颈管内或阴道内暗红色肿块。

(2)辅助检查:超声检查、宫腔镜检查、子宫输卵管造影检查。

(3)诊断鉴别要点:超声检查、宫腔镜检查有助于诊断。

2.子宫内膜息肉

子宫内膜息肉是慢性子宫内膜炎的一种类型,由炎性子宫内膜局部血管和结缔组织增生形成息肉状赘生物突入子宫腔内所致。

(1)症状、体征特点:①月经过多,经期延长或不规则阴道出血,不孕。②妇科检查一般无异常发现,如子宫内膜息肉蒂长,子宫颈口可见肿块。

(2)辅助检查:超声检查、子宫输卵管造影检查、宫腔镜检查、分段诊断性刮宫刮取子宫内膜行组织病理检查。

(3)诊断鉴别要点:超声检查、宫腔镜检查有助于诊断,诊断性刮宫刮取子宫内膜行组织病理检查可确诊。

3.子宫颈息肉

子宫颈息肉为子宫颈管或子宫颈黏膜局部炎性过度增生,向子宫颈外口突出所致。

(1)症状、体征特点:①小息肉无症状,较大的息肉可致白带增多、血性白带或接触性出血,以性交后明显。②妇科检查见子宫颈口有红色、较软、椭圆或扁圆有蒂的赘生物,合并感染时可见溃疡。

(2)辅助检查:病理组织学检查。

(3)诊断鉴别要点:病理组织学检查有助于确诊。

4.陈旧性宫外孕

(1)症状、体征特点:①停经史,不规则阴道出血,下腹痛。②妇科检查见子宫无增大,子宫旁可扪及形态不规则的肿块,有压痛。

(2)辅助检查:后穹隆穿刺、妊娠试验、超声检查、腹腔镜检查。

(3)诊断鉴别要点:①停经史,不规则阴道出血,下腹痛,曾有妊娠试验阳性,后穹隆穿刺抽出暗红色不凝固血液,为本病特征。②腹腔镜检查可确诊。

5.卵巢性索间质肿瘤

卵巢性索间质肿瘤包括颗粒细胞瘤、卵泡膜细胞瘤、卵巢支持-间质细胞瘤、卵巢两性母细胞瘤及卵巢环管状性索肿瘤。

(1)症状、体征特点:①月经紊乱,月经多或绝经后阴道出血,腹痛,腹胀。②妇科检查显示子宫旁可扪及包块。

(2)辅助检查:超声检查及CT、MRI检查,肿瘤标志物、性激素检测,腹腔镜检查,活检。

(3)诊断鉴别要点:超声检查,CT、MRI检查,肿瘤标志物、性激素检测有助于诊断,活检可确诊。

6.阴道、子宫颈、子宫体恶性肿瘤

阴道、子宫颈、子宫体恶性肿瘤常可引起不规则阴道出血,早期可表现为接触性出血,随着疾病的发展,阴道出血量可增多。

(1)症状、体征特点:①阴道出血、流液。②侵犯邻近器官引起相应症状、体征。

(2)辅助检查:超声检查及CT、MRI检查,阴道脱落细胞检查,活检。

(3)诊断鉴别要点:活检可确诊。

第五节　耻区肿块

一、原因

(一)子宫增大

妊娠子宫、子宫肌瘤、子宫腺肌病、子宫恶性肿瘤、子宫畸形、子宫腔阴道积血或积脓等。

(二)子宫附件肿块

卵巢非赘生性囊肿、卵巢赘生性囊肿、附件炎性肿块、输卵管妊娠等。

(三)肠道肿块

粪块嵌顿,阑尾周围脓肿,腹部手术或感染后继发肠管、大网膜的粘连,肠系膜肿块,结肠癌等。

(四)泌尿系统肿块

充盈膀胱、异位肾。

(五)腹壁或腹腔肿块

腹壁血肿或脓肿、腹膜后肿瘤或脓肿、腹水、盆腔结核包裹性积液、直肠子宫陷凹脓肿等。

二、鉴别要点

女性耻区肿块可能是患者本人或家属偶然发现,也可能是做妇科检查或行B超检查时发现。耻区肿块的鉴别除根据肿块的特点外,应注意结合年龄因素。

(一)囊性肿块

耻区囊性肿块一般为良性或炎性肿块,若肿块在短时期内增大显著时,应考虑恶性可能。

1.活动性囊性肿块

(1)若位于子宫旁,边界清楚,囊壁薄、光滑,无触痛,一般考虑卵巢肿块。

(2)如肿块有明显触痛,且患者有停经后阴道少量流血及腹痛史,应考虑输卵管妊娠。

(3)若肿块从右上到左下移动度大、部位较高,考虑为肠系膜囊肿。

2.固定性囊性肿块

固定性囊性肿块是指边界不清,囊壁厚或囊内见分隔组织,并固定于直肠子宫陷凹、子宫后壁的囊性肿块。

(1)如囊肿内压力高、伴压痛,且患者有继发性痛经,常见于子宫内膜异位症。

(2)肿块压痛明显伴发热则多为附件炎性包块,若肿块位于右下腹,兼有转移耻区疼痛史,应考虑阑尾周围脓肿的可能。

(二)实性肿块

活动性实性肿块一般边界清楚,表面光滑或呈分叶状,与子宫体相连且无症状,应考虑为子宫浆膜下肌瘤或卵巢肿瘤。实性肿块固定于子宫旁侧、表面不规则,若盆腔内可扪及结节、伴有腹水或胃肠道症状者,多考虑为卵巢恶性肿瘤。若肿块位于耻区一侧,呈条块状,有轻压痛,且便中带血者,应考虑结肠癌的可能。其他子宫一侧扪及与子宫对称或不对称的肿块,两者相连,质地相同,多考虑为双子宫或残角子宫。

(三)半实半囊性肿块

肿块若为活动性,位于子宫旁侧,边界清楚,表面光滑或呈分叶状,无压痛,一般无症状者多见于卵巢肿瘤,伴腹水者则多为卵巢恶性肿瘤。肿块若为固定性,位于子宫旁侧或直肠子宫陷凹,边界不清楚,表面不规则,伴腹水、肿块表面可扪及结节者多为卵巢恶性肿瘤。若肿块压痛明显,伴发热者,应考虑输卵管卵巢脓肿或积脓。

第六节 其他常见症状

一、妊娠呕吐

妊娠早期,孕妇常出现恶心、呕吐,以清晨空腹时为甚,这是一种早孕反应,与体内 HCG 增多、胃酸分泌减少及胃排空时间延长有关，一般不需特殊治疗，多在妊娠 12 周左右消失。少数孕妇早孕反应严重，恶心、呕吐频繁，不能进食，引起脱水、酸中毒及电解质紊乱，称妊娠剧吐，应积极处理。葡萄胎也可以引起剧烈呕吐，应加以鉴别。

二、妊娠期出血

(一)妊娠早期出血

1.早期妊娠流产

患者有停经、早孕反应，然后出现阴道流血。出血是因绒毛与蜕膜分离，血管破裂所致。根据疾病发展过程，分为先兆流产、难免流产、不全流产及完全流产等类型。先兆流产阴道流血少，颜色为淡红色或淡褐色，往往不伴腹痛。难免流产阴道流血增多，同时伴有阵发性腹痛。病情进一步发展，部分组织物排出，为不全流产。如子宫腔内容物完全排出，阴道流血明显减少直至停止，为完全流产。

2.异位妊娠

95%的异位妊娠为输卵管妊娠。当输卵管妊娠流产或破裂时，患者可出现腹痛及不规则阴道流血，颜色为暗红色或深褐色，量少呈点滴状，一般不超过月经量。少数患者阴道流血较多，类似月经，有时可从阴道排出蜕膜管型。患者阴道流血与失血症状往往不成正比，重者可因严重内出血迅速陷入休克，危及生命。阴道流血常在病灶去除、血 HCG 降至正常后停止。

3.葡萄胎

患者在短期停经后出现不规则阴道流血，有时可从阴道排出水泡状组织，同时伴有子宫异常增大，双卵巢黄素囊肿，严重妊娠反应，典型的超声图像及血、尿 HCG 异常增高等，可与流产鉴别。葡萄胎具有恶变倾向，应注意随访。

(二)妊娠中晚期出血

1.前置胎盘

由前置胎盘引起的阴道流血往往发生突然，具有无诱因、无痛性及反复发作的特点。出血是因妊娠后期子宫下段逐渐伸展，附着于子宫下段及子宫颈内口的胎盘不能相应地伸展，使其与子宫壁发生错位、剥离，血窦破裂而引起。患者贫血程度与出血量成正比。出血发生的时间、反复出血次数及出血量的多少与前置胎盘的类型有关。中央型前置胎盘出血发生早，反复出血次数多，且出血量大。边缘型前置胎盘出血多发生在妊娠晚期或临产后，出血量较少。部分型前置胎盘出血情况介于两者之间。其处理应根据出血的多少、有无休克、孕周、产次、胎儿情况及前置胎盘的类型等综合考虑决定。

2.胎盘早剥

胎盘早剥是妊娠晚期的一种严重并发症，常因血管病变或外伤引起底蜕膜出血、血肿形成，导致在胎儿娩出前发生胎盘剥离。根据胎盘剥离后阴道有无血液流出，有显性出血、隐性出血和混合性出血之分。隐性出血症状最重，患者常有突然发生的持续性腹痛、休克表现。检查子宫硬如板状，压痛明显，胎位、胎心不清，子宫底随胎盘血肿增大而增高，严重者还可以引起子宫胎盘卒中，甚至发生凝血功能障碍。一旦确诊，应及时终止妊娠。

3.其他

妊娠晚期出血可见于胎盘边缘血窦破裂、脐带帆状附着的前置血管破裂及子宫颈息肉、子宫颈糜烂、子宫颈癌等，可以结合病史、阴道检查、B超检查及产后胎盘检查等确诊。

三、分娩期出血

分娩期出血多因子宫收缩乏力、软产道裂伤、胎盘滞留引起，也可因凝血功能障碍引起。

(一)宫缩乏力性出血

本出血常发生在产程延长的产妇。在胎盘娩出后即出现间歇性阴道出血，色暗红，有凝块。检查子宫软、轮廓不清，子宫腔积血时子宫底抬高，按压子宫底，有大量血液或血块自阴道涌出。按摩子宫及用缩宫素有效。

(二)软产道裂伤出血

出血发生在胎儿娩出后，持续不断，色鲜红，有凝块。阴道检查可以明确裂伤及出血部位。

(三)胎盘滞留出血

出血往往发生在胎盘娩出前，多由胎盘部分剥离、部分粘连、部分植入或胎盘剥离后滞留于子宫腔，影响子宫收缩所致。在胎盘完整取出、宫缩改善后出血停止。胎盘植入者，可根据情况对其行子宫切除、病灶切除或化学药物治疗。

(四)凝血功能障碍性出血

凝血功能障碍性出血表现为全身广泛性出血，血液不凝，难以止血，实验室检查凝血图异常，应在积极止血、抗休克的同时针对病因治疗。

四、产褥期出血

产后阴道排出暗红色或鲜红色的血液，内含坏死的蜕膜、黏液、上皮细胞等，称血性恶露，时间持续大约一周，此属正常生理现象。如血性恶露持续不净，或有臭味，或突然出现阴道大出血，要考虑胎盘胎膜残留、子宫内膜炎、剖宫产后子宫切口裂开、阴道炎性肉芽肿、产后滋养细胞肿瘤等疾病的可能性。

五、妊娠期贫血

妊娠期由于胎儿生长发育的需要，对铁的需要量明显增加，如果孕妇对铁摄入不足或吸收不良，容易发生缺铁性贫血。但应注意妊娠期血容量增加，且血浆的增加往往多于红细胞的增加，致使血液稀释，因此孕妇血液检查红细胞计数和血红蛋白含量往往较非孕时低，只有当红细胞计数＜3.5×10^{12}/L，血红蛋白含量＜100 g/L，血细胞比容＜0.30 时，才诊断为贫血。

六、妊娠期水肿

孕妇于妊娠后期常有踝部、小腿下半部轻度水肿，休息后消退，属正常现象。如果休息后水肿不退，应考虑妊娠期高血压疾病，妊娠合并心脏、肝脏、肾脏疾病或全身营养不良等情况，应针对病因进行治疗。

七、妊娠期皮肤瘙痒

在妊娠 28 周左右及以后，有些孕妇出现全身皮肤瘙痒，随后发生黄疸，无肝炎前驱症状，产后瘙痒和黄疸迅速消退，再次妊娠常复发。因肝小叶中央区毛细胆管内胆汁淤积，胆盐刺激皮肤感觉神经末梢引起，称妊娠期肝内胆汁淤积症。实验室检查可发现血清胆汁酸增高，转氨酶轻至中度升高。患者常有家族史或口服避孕药史。因胎盘组织也有胆汁淤积，使胎盘血流灌注不足，可以引起流产、早产、胎儿宫内发育迟缓、胎儿窘迫及胎死宫内等。妊娠合并外阴阴道假丝酵母病时，孕妇出现外阴奇痒、红肿、灼痛，豆渣样白带增多，抗真菌药物治疗有效，同时也应考虑药物对胎儿的不良影响。

八、牙龈出血

怀孕时，由于雌激素的影响，牙龈充血、增生、水肿，刷牙时易引起牙龈出血。妊娠期由于唾液分泌的增加，孕妇有时有流涎现象。指导孕妇进食后立刻漱口或刷牙，选择软毛、刷柄角度适当弯曲（以深入内面和后面的牙齿）的牙刷，并教导孕妇正确的刷牙方法。若出现牙龈发炎应就医，但应告知牙医目前为妊娠状态，以避免接受X线照射。

九、痔

妊娠末期，由于增大的子宫压迫和腹压增加，加上胎头压迫，直肠血液回流也受到阻碍造成直肠静脉下端黏膜下层肛管皮下静脉丛发生扩大、曲张，使骨盆腔静脉回流受影响，一般称为痔。孕妇可能无自觉症状，也可能出现排便时肛周疼痛或出血等不同表现。因妊娠而引起的痔在产后渐渐会自愈，但若是孕前即有痔，则妊娠时症状会加重，若经常出血则应就医。应指导孕妇禁食辛辣食物，多饮水，多吃水果、蔬菜和高纤维食物，养成定时排便的习惯，增加运动以减少便秘的形成。孕妇卧位时可将臀部稍抬高以利于盆腔及直肠肛门血液回流；若已有痔，应保持良好的排便习惯，防止便秘，避免加重症状。

十、产科疼痛

妊娠早期，由于子宫增大、变软，盆腔血液循环丰富，静脉淤血，有少数孕妇感觉小腹隐痛及腰骶部不适，一般无须特殊处理。随着妊娠继续，增大的子宫向前突起，使躯体重心后移，腰椎前突使背部伸肌处于持续紧张状态，加之激素的变化使关节韧带松弛，孕妇常出现轻微腰背痛。若疼痛明显，应查找原因，及时处理。当孕妇缺钙时，可出现下肢肌肉痉挛性疼痛，局部按摩及补钙治疗有效。妊娠晚期分娩发动前，孕妇常出现不规律宫缩而引起下腹轻微胀痛，这种收缩不能使宫口扩张、胎先露下降，能用镇静剂抑制，称假临产或假阵缩。临产后，子宫收缩变得有规律且，且逐渐增强，产妇感到阵发性腹痛逐渐加剧，这虽然是一种生理现象，但给产妇带来的是一种痛苦，为了减轻疼痛，研究者目前正在开展分娩镇痛的尝试。产后初期，由于子宫复旧，产妇感到阵发性下腹疼痛，称产后宫缩痛，多见于经产妇。哺乳时，反射性缩宫素分泌增多使疼痛加重，持续2～3天疼痛可自然消失。

早期妊娠流产，可在阴道出血基础上出现阵发性腹痛，这是由于分离的胚胎及血块刺激子宫收缩所致。晚期妊娠流产，由于胎盘已形成，流产过程与早产相似，患者往往先有阵发性腹痛，然后排出胎儿、胎盘及出现阴道出血。当子宫腔内容物排空后，腹痛及阴道流血方能停止。

腹痛也是输卵管妊娠患者就诊的主要症状。当未发生流产及破裂时，疼痛往往因长大的胚胎使狭窄的输卵管膨胀引起，表现为一侧下腹隐痛或酸胀痛。当流产特别是发生破裂时，患者可感到一侧下腹撕裂样疼痛。血液流入腹腔，刺激腹膜，可引起下腹压痛、反跳痛；血液积聚于直肠子宫陷凹，可出现肛门坠胀痛;血液刺激膈肌,可引起肩胛部疼痛。

葡萄胎流产时也可出现腹痛,一般不剧烈。当卵巢黄素囊肿蒂扭转时,可出现急性腹痛。

胎盘早剥时可出现突然发生的持续性腹痛,因胎盘血肿形成,刺激子宫引起痉挛性收缩所致。产程开始后,因子宫处于高张状态,在宫缩间歇期也不能放松,患者有持续性腹痛伴阵发性加剧,检查子宫硬如板,有压痛,以胎盘附着处最明显。

第二章
女性生殖系统炎症

第一节　外　阴　炎

外阴与阴道、尿道、肛门相毗邻，经常受到阴道分泌物、经血、尿液和粪便的刺激，若不注意局部清洁，常诱发外阴皮肤与黏膜的炎症。

一、非特异性外阴炎

凡由一般化脓性细菌引起的外阴炎称为非特异性外阴炎，大多为混合性细菌感染，常见病原菌有金黄色葡萄球菌、乙型溶血性链球菌、大肠埃希菌、变形杆菌、厌氧菌等。临床上可分为单纯性外阴炎、毛囊炎、外阴脓疱病、外阴疖病、蜂窝织炎及汗腺炎等。

(一)单纯性外阴炎

1.病因

当子宫颈或阴道发炎时，阴道分泌物流出刺激外阴可引起外阴炎；穿透气性差的化纤内裤，外阴皮肤经常湿润或尿瘘、粪瘘患者，其外阴长期被尿液、大便浸渍均可继发感染而导致外阴炎。

2.临床表现

炎症多发生于小阴唇内、外侧或大阴唇甚至整个外阴部，急性期表现为外阴发红、肿胀、灼热、疼痛，也可发生外阴糜烂、表皮溃疡或成片湿疹样变。有时并发腹股沟淋巴结肿大、压痛。慢性患者由于长期刺激可出现皮肤增厚、粗糙、皲裂，有时呈苔藓化或色素减退。

3.治疗

(1)去除病因：积极治疗子宫颈炎、阴道炎；改穿棉质内裤；有尿瘘或粪瘘者行修补术；糖尿病患者尿液刺激引起的外阴炎，则应治疗糖尿病。

(2)局部用药：用1∶5 000高锰酸钾温热水坐浴，每天2次，清洁外阴后涂1%硫酸新霉素软膏或金霉素软膏。

(3)物理疗法：红外线、微波或超短波局部治疗，均有一定的疗效。

(二)外阴毛囊炎

1.病因

外阴毛囊炎为细菌侵犯毛囊及其所属皮脂腺引起的急性化脓性感染。病原体多为金黄色葡萄球菌，其次为白色葡萄球菌。全身抵抗力下降、外阴局部不洁或肥胖使表皮摩擦受损均可诱发此病。频发者应检查有无糖尿病。

2.临床表现

患者最初出现一个红、肿、痛的小结节，逐渐增大，呈锥状隆起，数天后结节中央组织坏死变软，出现黄色小脓栓，再过数天脓栓脱落，排出脓液，炎症逐渐消退。此病常反复发作。

3.治疗

(1)保持外阴清洁，勤换内裤，勤洗外阴，避免进食辛辣食物或饮酒。

(2)出疹较广泛时，可口服头孢菌素类、大环内酯类抗生素。已有脓疱者，可用消毒针刺破，并局部涂上1%硫酸新霉素软膏或2%莫匹罗星软膏。

(三)外阴疖病

1.病因

外阴疖病由金黄色葡萄球菌或白色葡萄球菌引起。频发者应检查有无糖尿病。

2.临床表现

开始时患者毛囊口周围皮肤轻度充血肿痛，逐渐形成高于周围皮肤的紫红色硬结，皮肤表面紧张，有压痛，硬结边缘不清楚，常伴腹股沟淋巴结肿大；以后疖肿中央变软，表面皮肤变薄，并有波动感，继而中央顶端出现黄白色点，待溃破、脓液排出后，疼痛减轻，红肿消失，逐渐愈合。

3.治疗

保持外阴清洁，早期用1∶5 000高锰酸钾温热水坐浴后涂敷抗生素软膏，以促使炎症消散或局限化，也可用红外线照射以促使疖肿软化。有明显炎症或发热者应口服抗生素，有研究者主张用青霉素20万～40万U溶于10～20 mL 0.5%普鲁卡因溶液做封闭治疗，封闭时应在疖肿边缘外2～3 cm处注射。当疖肿变软，有波动感时，应切开引流。切口要适当大，以便脓液及坏死组织能顺利排出。但切忌挤压，以免炎症扩散。

（四）外阴急性蜂窝织炎

1.病因

外阴急性蜂窝织炎为外阴皮下、筋膜下、肌间隙或深部蜂窝组织的一种急性弥漫性炎症。致病菌以乙型溶血性链球菌为主，其次为金黄色葡萄球菌及厌氧菌。炎症由皮肤或软组织损伤引起。

2.临床表现

特点是病变不易局限化，扩散迅速，与正常组织无明显界限。表浅的急性蜂窝织炎局部明显红肿、剧痛，并向四周扩大，病变中央常因缺血而坏死。深部的急性蜂窝织炎，局部红肿不明显，只有局部水肿和深部压痛，疼痛较轻，但病情较严重，有高热、寒战、头痛、全身乏力、白细胞计数升高，压迫局部偶有捻发音。蜂窝组织和筋膜有坏死，以后可有进行性皮肤坏死，脓液恶臭。

3.治疗

早期采用头孢菌素类或青霉素类抗生素口服或静脉滴注。局部可采用热敷或中药外敷，若不能控制，应多处切开引流（切忌过早引流），去除坏死组织，伤口用3%过氧化氢溶液冲洗和湿敷。

（五）外阴汗腺炎

1.病因

青春期外阴部汗腺分泌旺盛，分泌物黏稠，加上继发性葡萄球菌或链球菌感染，致使腺管堵塞，最终导致外阴汗腺炎。

2.临床表现

外阴部有多个瘙痒的皮下小结节，若不及时治疗则会形成脓疱，最后破溃。

3.治疗

患者保持外阴清洁，避免穿尼龙内裤。早期治疗可用1∶5 000高锰酸钾温热水坐浴，每天2～3次。外阴清洁后保持干燥。严重时口服或肌内注射抗生素，形成脓疱时切开排脓。

二、婴幼儿外阴炎

（一）病因

由于婴幼儿卵巢功能尚未成熟，外阴发育较差，自我防御机制不健全，因而外阴易受到各种病原体感染导致婴幼儿外阴炎。常见病原体为大肠埃希菌、葡萄球菌、链球菌、淋病奈瑟菌、假丝酵母、滴虫或蛲虫等。传播方式为母亲或保育员的手、衣物、毛巾、浴盆等间接传播，也可由于自身大便污染或外阴不洁等。

(二)临床表现

局部皮肤红肿、疼痛或瘙痒致使婴幼儿烦躁不安及哭闹。检查发现患儿外阴、阴蒂部红肿，尿道口或阴道口充血、水肿或破溃，严重时可致小阴唇粘连。因阴唇粘连覆盖尿道口，尿液由粘连部上方或下方裂隙排出，婴幼儿排尿时因尿液刺激致使疼痛加重而哭闹。

(三)治疗

(1)注意卫生，不穿开裆裤，减少外阴受污染机会。婴幼儿大小便后尤其大便后应清洗外阴，但应避免用刺激性强的肥皂清洗。保持外阴清洁、干燥。

(2)急性炎症时，用1∶5 000高锰酸钾温热水坐浴，每天2～3次。坐浴后擦干外阴，可选用下列药物涂敷：①40%紫草油纱布；②炉甘石洗剂；③15%氧化锌粉；④瘙痒明显者可用10%氢化可的松软膏。

(3)阴唇粘连时，粘连处可用两大拇指将两侧阴唇向外、向下轻轻按压使粘连分离。分离后创面敷以40%紫草油纱布，以免再度粘连，也可涂擦0.1%雌激素软膏。

(4)口服或静脉滴注抗生素治疗。

三、老年性外阴炎

(一)病因

绝经后，雌激素水平明显降低，外阴脂肪减少，大小阴唇变平，皮肤变薄，弹性消失，阴毛稀疏，腺体减少，容易出现老年性外阴炎。

(二)临床表现

患者因外阴干枯发痒而搔抓，抓破后易导致感染，轻度摩擦均会引起外阴皮肤损伤。若外阴萎缩范围达肛门周围，则导致肛门括约肌张力降低而发生轻度大便失禁，此时也可因粪便污染而致炎症。

(三)治疗

保持外阴清洁。外阴瘙痒时可用氢化可的松软膏外涂以缓解瘙痒，而且软膏的润滑作用可使皮肤不会因干燥而发生磨损。症状严重者，如无禁忌证可给予雌激素治疗，口服倍美力0.625 mg，每晚1次，也可用倍美力阴道软膏局部涂搽。

四、慢性肥厚性外阴炎

(一)病因

慢性肥厚性外阴炎又称外阴象皮肿。病原体为丝虫,其微丝蚴寄生于外阴淋巴系统中,引起淋巴管炎性阻塞,导致皮肤增厚。

(二)临床表现

外阴部皮肤(阴蒂、大小阴唇)呈局限性或弥漫性增厚,表面粗糙,有时凹凸不平呈结节状、乳头状或疣状。因外阴皮肤肥厚肿大,导致患者坐立不安、大小便困难、性生活受影响。病变局部瘙痒,抓破后容易引起继发性感染,出现溃疡、渗液、疼痛等。患者可有丝虫感染史或乳糜尿。

(三)治疗

乙胺嗪,4～6 mg/kg,每天 3 次,7 天为 1 个疗程;也有学者主张用短程疗法,即每天 1.5 g 分 2 次口服,连服 2 天。局部病灶要注意干燥清洁,预防继发性感染。病灶增大及肥厚严重者,可考虑手术切除。

五、前庭大腺炎

(一)病因

前庭大腺为一对管泡状结构的腺体,位于两侧大阴唇下 1/3 深部,腺管开口位于处女膜与小阴唇之间。因解剖部位的特点,在性交、流产、分娩等情况污染外阴时,病原体易侵入引起前庭大腺炎。炎症一般发生于生育年龄女性。病原体多为金黄色葡萄球菌、大肠埃希菌、厌氧菌(类杆菌)或淋病奈瑟菌等。

(二)临床表现

前庭大腺炎可分为 3 种类型:前庭大腺导管炎、前庭大腺脓肿和前庭大腺囊肿。

1.前庭大腺导管炎

初期感染阶段多为导管炎,局部红肿、疼痛及性交痛,检查可见患侧前庭大腺开口处有白色小点,有明显压痛。

2.前庭大腺脓肿

导管开口处闭塞,脓性分泌物不能排出,积聚于导管及腺体中,并逐渐扩大形成前庭大腺脓肿。脓肿直径达 3～6 cm,多为单侧,局部有红、肿、热、痛,皮肤变薄,触痛明显,有波动感,脓肿继续增大,壁薄,可自行破溃,症状随之减轻。若破口小，脓液引流不畅，症状可反复发作。全身症状可有发热、白细胞计数增高、患侧腹股沟淋巴结肿大。

3.前庭大腺囊肿

前庭大腺囊肿是由前庭大腺导管因非特异性炎症阻塞，使腺体内分泌物积聚，形成囊性扩张所致，但腺体无炎症。轻者囊肿长期存在而无自觉症状，重者囊肿阻塞阴道口，导致患者行动不便，有肿胀感。检查可见大阴唇下方有囊性块物，为椭圆形，肿物大小不等，囊肿内含清澈透明液体，感染时可呈脓性。

（三）治疗

1.前庭大腺导管炎

多卧床休息；口服青霉素类、头孢菌素类、喹诺酮类抗生素；局部可用 1∶5 000 高锰酸钾液坐浴。

2.前庭大腺脓肿

待脓肿成熟有波动感时行切开引流术。消毒外阴后，在脓肿表面皮肤最薄处(大阴唇内侧)做一半弧形切口，切口不宜过小，便于脓液充分引流排出，术后应置纱条于脓腔内引流，防止切口过早闭合。引流术后症状可迅速消除，但愈合后有可能反复发作，故可在炎症消除后行前庭大腺摘除术。

3.前庭大腺囊肿

有感染时，按前庭大腺脓肿处理；无继发感染，则可行囊肿造口术。于大阴唇内侧皮肤与黏膜交界处做半弧形切口，剪去菱形状黏膜及囊壁一小块，然后将黏膜与囊壁间断缝合。由于前庭大腺开口未闭塞，故腺体仍有正常分泌功能。也可采用 CO_2 激光造口术，复发率较低。

六、外阴前庭炎

外阴前庭炎为慢性持续性临床综合征，其特点为外阴前庭部发红，性交时阴道口有剧痛不适，或触摸、压迫前庭时局部疼痛。

（一）病因

此病病因尚不清楚，可能与感染尤其是人乳头状瘤病毒感染、尿中尿酸盐刺激及心理因素有关。

（二）临床表现

本病好发于性生活活跃的女性。主要症状为性交时阴道口剧痛或长期阴道口处有烧灼感，可伴有尿痛、尿频，严重者导致性交畏惧感。检查见前庭部充血、肿胀，压痛明显。

（三）治疗

由于病因不明，治疗效果不理想。对症状较轻者，可采用药物治疗；对病变严重或药物治疗无效者，可采用手术治疗。

1.药物治疗

1∶5 000 高锰酸钾温水坐浴；性交前用液状石蜡润滑前庭部；1%氢化可的松或 0.025%氟轻松软膏局部外涂，也可同时应用 2%～5%利多卡因溶液外涂。近年报道，前庭局部黏膜下注射 α-干扰素有一定疗效，有效率为 50%。

2.手术治疗

切除前庭部疼痛处黏膜层，然后潜行游离部分阴道黏膜予以覆盖。前庭大腺开口处被切除后仍能自行重建。

七、外阴接触性皮炎

（一）病因

外阴接触性皮炎是外阴皮肤直接接触某些刺激性物质或变应原而发生的炎症，如接触消毒剂、卫生巾、肥皂、阴茎套、紧身内裤等。

（二）临床表现

外阴接触刺激物或变应原后，局部有灼热感、疼痛、瘙痒，检查见皮肤潮红、皮疹、水肿、水疱，甚至坏死、溃疡。

（三）治疗

去除病因，避免接触刺激性物质。可口服赛庚啶、阿司咪唑或糖皮质激素，局部用 3%硼酸溶液冲洗后，涂抹炉甘石洗剂。若有继发感染时，可给予 1%新霉素软膏涂抹。

第二节　阴　道　炎

女性阴道及其特定的菌群共同形成了一个巧妙的平衡生态体系，当此平衡被破坏时，即可导致阴道炎。改变阴道生态平衡的药物和其他因素有抗生素、激素、避孕药、阴道冲洗、阴道用药、性交、性传播疾病、紧张和多性伴侣等。

阴道内主要需氧菌有革兰阳性乳酸杆菌、类白喉杆菌、革兰阳性表皮葡萄球菌、链球菌、肠球菌、大肠埃希菌及阴道杆菌；主要厌氧菌有革兰阳性消化球菌属及消化链球菌属、革兰阴性类杆菌属、梭状芽孢杆菌。除细菌外尚有衣原体、支原体、病毒、原虫、真菌等。

阴道炎主要病因：①外阴阴道假丝酵母病；②滴虫阴道炎；③细菌性阴道病；④老年性阴道病；⑤阿米巴性阴道炎；⑥婴幼儿阴道炎；⑦过敏性阴道炎。

一、外阴阴道假丝酵母病

外阴阴道假丝酵母病是由假丝酵母引起的一种常见外阴阴道炎，约75%的女性一生中至少患过1次外阴阴道假丝酵母病。

（一）病因

假丝酵母呈卵圆形，由芽生孢子及细胞发芽伸长而形成的假菌丝，80%～90%的病原体为白色假丝酵母，10%～20%的病原体为光滑假丝酵母、近平滑假丝酵母、热带假丝酵母等。假丝酵母为阴道内常驻菌种，也可由肠道传染而来，其繁殖、致病、发病取决于宿主抵抗力及阴道内环境的变化。阴道内糖原增多、酸度增高时，有利于假丝酵母繁殖而引起炎症。妊娠、避孕药、抗生素、激素和免疫抑制剂的使用均有利于假丝酵母繁殖。阴道和子宫颈有病理改变时，外阴阴道假丝酵母病的发病率随之增高。肥胖及甲状旁腺、甲状腺和肾上腺功能减退等均影响假丝酵母的繁殖和生长，且与外阴阴道假丝酵母病的发病有关。外阴阴道假丝酵母病的发病也与大量雌激素应用、糖尿病、穿紧身化纤内裤、性交过频、性传播疾病、偏嗜甜食有关。

（二）临床表现

本病患者主要表现为外阴阴道瘙痒，严重时抓破外阴皮肤，可有外阴烧灼感、阴道痛、性交疼痛及排尿灼热感，排尿或性交可使症状加剧，阴道分泌物增多，典型者白带为白色豆渣样，稠厚，无臭味。

检查时可见阴道黏膜被白色膜状豆渣样分泌物覆盖，擦除后见黏膜充血、水肿或为表浅糜烂面，外阴因搔抓或分泌物刺激可出现抓痕、表皮剥脱、肿胀和红斑。

（三）诊断

典型病例不难诊断，若在分泌物中找到假丝酵母的孢子及菌丝即可确诊。检查时可用悬滴法（加1滴生理盐水或10%氢氧化钾溶液）在显微镜下找孢子和假菌丝。若有症状而多次检查呈阴性时，可改用培养法。顽固病例应检查尿糖，必要时查血糖，并详细询问有无服用大量糖皮质激素和长期应用抗生素的病史，以寻找发病的可能诱因。

（四）治疗

1.去除诱因

及时了解存在的诱因并及时消除，如停服广谱抗生素、雌激素等。合并糖尿病时要同时予以治疗，宜选用棉质内裤，患者的毛巾、内裤等衣物要隔离洗涤，用开水烫，以免传播疾病。假丝酵母培养阳性但无症状者无须治疗，因为10%～20%的女性阴道内有假丝酵母寄生。

2.改变阴道酸碱度（pH）

假丝酵母在pH 5.5～6.5环境下最适宜生长繁殖，因此，可改变阴道pH从而造成不利于其生长的环境。方法是用碱性溶液如2%～4%碳酸氢钠溶液冲洗阴道或坐浴，每天2次，10天为1个疗程。

3.药物治疗

（1）制霉菌素阴道栓（米可定阴道泡腾片）：每枚10万U，每晚置阴道内1枚，10～14天为1个疗程；怀疑为肠道假丝酵母传播致病者，应口服制霉菌素片剂，每次50万～100万U，每天3次，7～10天为1个疗程，以消灭自身的感染源。

（2）咪唑类药物：布康唑、咪康唑、克霉唑、酮康唑、益康唑、伊曲康唑、特康唑、氟康唑等，此类药物治疗已成为治疗外阴阴道假丝酵母病的推荐疗法。①布康唑：阴道霜，5 g/d，睡时阴道内用，共用3天。②咪康唑：阴道栓剂，每晚1粒，每粒200 mg，共用7天；或每粒400 mg，共用3天。2%咪康唑乳膏，5 g/d，睡时阴道内用，共用7天。③克霉唑：又称三苯甲咪唑，克霉唑阴道片100 mg，每晚1次，7天为1个疗程，或200 mg，每晚1次，3天为1个疗程；也有用1%克霉唑阴道乳膏5 g每晚涂于阴道黏膜上，7～14天为1个疗程。油膏也可涂在外阴及尿道口周围，以减轻瘙痒症状及小便疼痛。克霉唑500 mg单剂阴道给药，疗效与上述治疗方案相近。④酮康唑：是一种新型口服吸收的抗真菌药物，200 mg，每天1次或2次口服，5天为1个疗程，疗效与克霉唑或咪康唑阴道给药相近。对于复发性外阴阴道假丝酵母病患者，现主张用酮康唑口服治疗。⑤益康唑：抗菌谱较广、对深部或浅部真菌均有效，制剂有50 mg或150 mg的阴道栓剂，1%的阴道霜剂，3天为1个疗程。⑥伊曲康唑：每片200 mg，口服，每天2次，每次1片即可；也可200 mg口服，每天1次，共用3天。⑦特康唑：0.4%霜剂，5 g/d，阴道内给药，共用7天；0.8%霜剂，5 g/d，阴道内给药，共用3天；阴道栓剂

80 mg/d,共用 3 天。⑧氟康唑:每片 150 mg,每天服用 1 片即可。

(3)顽固病例的治疗:外阴阴道假丝酵母病患者经过治疗,临床症状及体征消失,真菌学检查阴性后,又出现症状,真菌学检查复阳性,并且一年内发作 4 次或 4 次以上者,称为复发性外阴阴道假丝酵母病,复发原因可能与性交传播或直肠假丝酵母感染有关。其治疗方法:①查尿糖、血糖,排除糖尿病。②月经期间不能中断治疗,治疗期间不能有性交活动。③最佳方案尚未确定,推荐一开始给予积极治疗 10～14 天,随即维持治疗 6 个月。如酮康唑每次 100 mg,每天 1 次,维持 6 个月;或者治疗 1 个疗程结束后 6 个月内,每次月经前用阴道栓剂,共用 3 天。④应用广谱抗生素治疗其他感染性疾病期间,应同时用抗真菌软膏涂抹阴道,以防复发。⑤口服氟康唑、伊曲康唑、制霉菌素治疗直肠假丝酵母感染。⑥当与滴虫阴道炎并存时,应注意同时治疗。

(4)妊娠期感染的治疗:为避免新生儿感染,应进行局部治疗。目前,认为妊娠期局部用制霉菌素或咪康唑对胎儿无害,可用 2%碳酸氢钠溶液冲洗外阴后,于阴道放置上述栓剂,孕中期阴道给药时不宜塞入过深。

二、滴虫阴道炎

(一)病因

滴虫阴道炎由阴道毛滴虫引起。阴道毛滴虫为厌氧可活动的原虫,呈梨形,全长 15～20 μm,虫体前端有 4 根鞭毛,在 pH 5.5～6.0 时生长和繁殖迅速。月经前后阴道 pH 发生变化时,隐藏在腺体及阴道皱襞中的滴虫常得以繁殖,引起炎症。滴虫能消除或吞噬阴道细胞内的糖原,阻碍乳酸的生成。本病可因性交引起,也与使用不洁浴具或穿着污染衣裤、接触污染便盆和被褥等有关。

(二)临床表现

20%～50%的患者无症状,称为带虫者。滴虫单独存在时可不导致炎症反应。但由于滴虫消耗阴道细胞内糖原,改变阴道酸碱度,破坏其防御机制,故常在月经前后、妊娠期或产后等阴道 pH 改变时,继发细菌感染,引起炎症。

本病患者表现为阴道分泌物异常增多,常为稀薄泡沫状,有臭味,当混合细菌感染时分泌物呈脓性。10%的患者诉外阴、阴道口瘙痒,有时伴性交痛、尿频、尿痛、血尿。

检查可见阴道黏膜呈散在红色点状皮损或草莓状子宫颈,后穹隆有较多的泡沫状分泌物。单纯带虫者阴道黏膜可无异常发现。

(三)诊断

采用悬滴法在阴道分泌物中找到滴虫即可确诊。阴道分泌物涂片可见大量白细胞而未能从镜下检出滴虫者,可采用培养法。采集分泌物前24～48小时应避免性交、阴道冲洗或局部用药,且不宜行双合诊检查,窥阴器不涂抹润滑剂。近来开始运用荧光标记单克隆抗体检测、酶联免疫吸附试验和多克隆抗体乳胶凝集法诊断,敏感度为76%～95%。

(四)治疗

1.甲硝唑

传统治疗方案:200 mg口服,每天3次,7天为1个疗程;或400 mg口服,每天2次,5天为1个疗程;也可2 g单次口服。单剂量治疗的好处是总药量少,患者乐意接受,但因剂量大,可出现不良反应,因此,选用单剂量疗法一定要慎重。用药期间或用药后24小时内不能饮用含酒精的饮料,配偶也须同时采用甲硝唑口服治疗。

2.替代方案

(1)替硝唑500 mg,每天2次,连服7天。

(2)甲苯达唑100 mg,每天2次,连服3天。

(3)硝呋太尔200 mg,每天3次,连服7天。

3.阴道局部用药

阴道局部用药后症状缓解相对较快,但不易彻底杀灭滴虫,停药后易复发。先采用0.5%醋酸清洗阴道后,将甲硝唑200 mg置入阴道内,每晚1次,7天为1个疗程;或用甲硝唑泡腾片(每片200 mg)或乙酰胂胺片(每片含乙酰胂胺250 mg、硼酸30 mg)1片,1次/天或隔天1次使用,7～10次为1个疗程。

4.治疗中的注意事项

月经干净后阴道pH偏碱性,利于滴虫生长,因而可能在月经结束后复发,故应在下次月经结束后再治疗1个疗程,以巩固疗效。

三、细菌性阴道病

(一)病因

细菌性阴道病为阴道内正常菌群失调所致的一种混合感染。此病不是由单一致病菌引起,而是多种致病菌大量繁殖导致阴道生态系统失调的一种阴道病理状态,因局部无明显炎症反应,分泌物中白细胞数量少,故而称作阴道病。

细菌性阴道病为生育女性最常见的阴道感染性疾病。有统计此病在性传播疾病门诊的发生率为15%～64%,患者年龄在15～44岁,妊娠女性发病率为16%～29%。正常阴道内以产生过氧化氢的乳杆菌占优势,细菌性阴道病时,乳杆菌减少而其他细菌大量繁殖,主要有加德纳菌、动弯杆菌、普雷沃菌、类杆菌等厌氧菌及人型支原体,其数量可增加100～1 000倍。阴道生态环境和pH的改变,是加德纳菌等厌氧菌大量繁殖的诱因,其致病与妇科手术、既往妊娠数、性伴侣数目有关。口服避孕药有支持乳杆菌占阴道环境优势的作用,对细菌性阴道病的发生起到一定抑制作用。

(二)临床表现

20%～50%的患者无症状,有症状者表现为阴道分泌物增多,呈灰白色或灰黄色,稀薄,腥臭味,尤其是性交后更为明显,由碱性黏液可使阴道pH升高,促进加德纳菌等厌氧菌的生长,引起胺类释放所致。少数患者可有外阴瘙痒及灼热感。细菌性阴道病可引起子宫颈上皮非典型增生、子宫内膜炎、输卵管炎、盆腔炎、异位妊娠与不孕。妊娠期细菌性阴道病感染可引起早产、胎膜早破、绒毛膜羊膜炎、产褥感染、新生儿感染。

检查见阴道口有分泌物流出,可闻到鱼腥味,分泌物稀薄并黏着于阴道壁,易擦掉,阴道黏膜无充血等炎症改变。

(三)诊断

根据临床特征和阴道分泌物镜检多能明确诊断。临床上如按滴虫性阴道炎、外阴阴道假丝酵母病治疗无效时,应考虑细菌性阴道病。细菌性阴道病诊断的4项标准,有其中的3项即可诊断:①阴道分泌物增多,均匀稀薄。②阴道pH＞4.5。③胺试验阳性:取阴道分泌物少许置玻片上,加入1～2滴10%氢氧化钾溶液,立即可闻及一种鱼腥味即为阳性。这是由于厌氧菌产生的胺遇碱释放氨所致,但非细菌性阴道病患者性生活后由于碱性精液的影响,胺试验也可为阳性。④线索细胞阳性:取少许阴道分泌物置玻片上,于高倍镜下加1滴生理盐水观察,视野中见到20%以上的线索细胞即为阳性。线索细胞是阴道壁脱落的表层细胞,于细胞边缘吸附大量颗粒状物质,即各种厌氧菌尤其是加德纳菌,以致细胞边缘不清,呈锯齿状。

(四)治疗

治疗目的是缓解阴道症状和体征。治疗原则:①无症状者无须治疗;②性伴侣不必治疗;③妊娠期细菌性阴道病应积极治疗;④经阴道手术,如子宫内膜活检、宫腔镜、节育环放置、子宫输卵管造影检查、刮宫术等，应在术前积极治疗。

1.全身治疗

(1)首选药物为甲硝唑，有助于细菌性阴道病患者重建正常阴道内环境。美国疾病控制中心的推荐方案是甲硝唑 500 mg 口服，每天 2 次；或 400 mg 口服，每天 3 次，共用 7 天，治愈率达 82%～97%。备用方案是甲硝唑 2 g 单次顿服，治愈率为 47%～85%。

(2)克林霉素对厌氧菌及加德纳菌均有效。用法：300 mg 口服，每天 2 次，共用 7 天，治愈率为 97%，尤其适用于妊娠期细菌性阴道病患者及甲硝唑治疗失败或不能耐受者。不良反应有腹泻、皮疹、阴道刺激症状，均不严重，无须停药。

2.局部治疗

(1)甲硝唑栓剂 500 mg 置于阴道内，每晚 1 次，7～10 天为 1 个疗程；或 0.75%甲硝唑软膏(5 g)涂抹阴道，每天 2 次，5～7 天为 1 个疗程。

(2)2%克林霉素软膏 5 g 涂抹阴道，每天 1 次，7 天为 1 个疗程，治愈率为 80%～85%，适用于妊娠期细菌性阴道病的治疗。

(3)乳酸(pH 3.5)5 mL 置入阴道内，每天 1 次，7 天为 1 个疗程。

(4)3%过氧化氢冲洗阴道，每天 1 次，7 天为 1 个疗程。

(5)对于混合感染，如合并滴虫性阴道炎、外阴阴道假丝酵母病患者，可采用聚甲酚磺醛阴道栓 1 枚，每天 1 次，或保菌清阴道栓(含硫酸新霉素、多黏菌素 B、制霉菌素、乙酰胂胺)1 枚，每天 1 次，6 天为 1 个疗程。

3.妊娠期细菌性阴道病的治疗

推荐方法为甲硝唑 200 mg 口服，每天 3 次，共用 7 天。替代疗法为甲硝唑 2 g顿服或克林霉素 300 mg 口服，每天 2 次，共用 7 天。妊娠期不宜阴道内给药，有增加早产的危险。

四、老年性阴道炎

(一)病因

绝经后女性由于卵巢功能衰竭，雌激素水平下降，阴道黏膜变薄，皱褶消失，细胞内缺乏糖原，阴道内 pH 多呈碱性，杀灭病原菌能力降低；加之供血不足，当受到刺激或被损伤时，毛细血管容易破裂，出现阴道不规则点状出血，如细菌侵入繁殖，可引起老年性阴道炎。

(二)临床表现

阴道分泌物增多，分泌物呈水样、脓性或脓血性。患者可有下腹坠胀不适及阴道灼热感。由于分泌物刺激，患者感外阴及阴道瘙痒。

检查见阴道呈老年性改变，皱襞消失，上皮菲薄，阴道黏膜充血，有点状出血，严重时形成表浅溃疡。若溃疡面相互粘连，阴道检查分离时可引起出血，粘连严重者可导致阴道闭锁，闭锁段上端分泌物不能排出可形成阴道或宫腔积脓。长期炎性刺激后可因阴道黏膜下结缔组织纤维化，致使阴道狭窄。

（三）诊断

根据临床表现不难诊断，但必须除外滴虫性阴道炎或外阴阴道假丝酵母病。此外，发现血性白带时还须警惕子宫恶性肿瘤的存在，必要时应行分段诊断性刮宫或局部活检予以确诊。

（四）治疗

治疗原则为增强阴道抵抗力和抑制细菌生长。

1.保持外阴清洁和干燥

分泌物多时可用1%乳酸或0.5%醋酸或1∶5 000高锰酸钾坐浴或冲洗阴道。

2.雌激素制剂全身给药

尼尔雌醇，每半月2～4 mg口服；结合雌激素，每天0.625 mg口服；戊酸雌二醇，每天1～2 mg口服；克龄蒙（每片含戊酸雌二醇2 mg，醋酸环丙孕酮1 mg），每天1片；诺更宁（每片含雌二醇2 mg，醋酸炔诺酮1 mg），每天1片。以上药物可任意选用一种。

3.雌激素制剂局部给药

己烯雌酚0.5 mg，每晚1次，7天为1个疗程；或结合雌激素阴道软膏0.5～2.0 g/d，7天为1个疗程。

4.抗生素软膏或粉剂局部给药

甲硝唑、氧氟沙星、磺胺异噁唑、氯霉素局部涂抹，隔天1次，7次为1个疗程。

五、婴幼儿阴道炎

（一）病因

婴幼儿卵巢尚未发育，阴道细长，黏膜仅由数层立方上皮组成，阴道上皮糖原很少，阴道pH 6.0～7.5，故对细菌的抵抗力弱，阴道内乳杆菌极少，而杂菌较多，这些细菌作用于抵抗力较弱或受损的阴道时，极易产生婴幼儿阴道炎。婴幼儿阴道炎常与外阴炎并存，多见于1～5岁的幼女。80%的婴幼儿阴道炎为大肠埃希菌属感染，葡萄球菌、链球菌、变形杆菌、淋病奈瑟菌、滴虫、假丝酵母、蛲虫也可引起感染。年龄较大儿童阴道内异物也常导致继发性感染。

(二)临床表现

主要症状为阴道口处见脓性分泌物，味臭。由于阴道分泌物刺激可导致外阴瘙痒，患者常用手搔抓外阴，甚至哭闹不安。检查可见外阴红肿、破溃、前庭黏膜充血。慢性外阴炎可致小阴唇粘连，慢性阴道炎可致阴道闭锁。

(三)诊断

根据症状、体征，本病的临床诊断并不困难。应取分泌物找滴虫、假丝酵母或涂片染色找致病菌，必要时做细菌培养。还应做肛门检查以排除阴道异物及肿瘤。

(四)治疗

(1)保持外阴清洁、干燥，不穿开裆裤。如阴道分泌物较多，可在尿布内垫上消毒棉垫并经常更换棉垫与尿布。

(2)婴幼儿大小便后用1∶5 000高锰酸钾温热水冲洗外阴，年龄较大的小儿可用1∶5 000高锰酸钾温水坐浴，每天3次。外阴擦干后，可用下列药物：15%氧化锌粉、15%滑石粉、炉甘石洗剂。瘙痒剧烈时可用制霉菌素软膏或氢化可的松软膏，外阴及阴道口可适量涂抹雌激素霜剂或软膏，也可口服己烯雌酚0.1 mg，每晚1次，连服7天。

第三节　子宫颈炎

子宫颈炎是妇科常见疾病之一。正常情况下，子宫颈具有多种防御功能，包括黏膜免疫、体液免疫及细胞免疫，是阻止病原菌进入上生殖道的重要防线，但子宫颈也容易因分娩、性交及宫腔操作而发生损伤，且子宫颈管柱状上皮抗感染能力较差，易发生感染。临床上一般将子宫颈炎分为急性和慢性2种类型。

一、急性子宫颈炎

(一)病因

急性子宫颈炎常发生于不洁性交后，分娩、流产、子宫颈手术等也可导致子宫颈损伤而继发感染。此外，接触高浓度刺激性液体、药物，阴道内异物如遗留的纱布、棉球也是引起急性子宫颈炎的原因。最常见的病原体为淋病奈瑟菌和沙眼衣原体，淋病奈瑟菌感染时，45%～60%的感染者常合并沙眼衣原体感染，其次为一般化脓菌，如链球菌、葡萄球菌、肠球菌、大肠埃希菌及假丝酵母、滴虫、阿米巴原虫等。淋病奈瑟菌及沙眼衣原体主要侵犯子宫颈管柱状上皮，如直接向上蔓延可导致上生殖道黏膜感染，也常侵袭尿道移行上皮、尿道旁腺和前庭大腺。一般化脓菌则侵入子宫颈组织较深，并可沿两侧子宫颈淋巴管向上蔓延导致盆腔结缔组织炎。

(二)临床表现

主要表现为白带增多，呈脓性或脓血性，常伴有下腹坠痛、腰背痛、性交疼痛和尿路刺激症状，体温可轻微升高。妇科检查见子宫颈充血、红肿，颈管黏膜水肿，子宫颈黏膜外翻，子宫颈触痛，脓性分泌物从子宫颈管内流出，若尿道、尿道旁腺、前庭大腺感染，则可见尿道口、阴道口黏膜充血、水肿及多量脓性分泌物。沙眼衣原体性子宫颈炎则症状不典型或无症状，有症状者表现为子宫颈分泌物增多，点滴状出血或尿路刺激症状，妇科检查子宫颈口可见脓性分泌物。

(三)诊断

根据病史、症状及妇科检查，诊断急性子宫颈炎并不困难，关键是确定病原体。怀疑为淋病奈瑟菌感染时，应取子宫颈管内分泌物做涂片检查(敏感性50%～70%)或细菌培养(敏感性80%～90%)，对培养出的可疑菌落，可采用单克隆抗体免疫荧光法检测。诊断沙眼衣原体感染时，可取子宫颈管分泌物涂片染色找细胞质内包涵体，但敏感性不高，培养技术要求高，费时长，难以推广，目前推荐的方法是直接免疫荧光法或酶联免疫吸附测定法，敏感性为89%～98%。注意诊断时要考虑是否合并上生殖道感染。

(四)治疗

采用抗生素全身治疗。抗生素的选择、给药途径、剂量和疗程则根据病原体和病情严重程度决定。目前，淋菌性子宫颈炎推荐的首选药物为头孢曲松钠，备用药物有大观霉素、青霉素、氧氟沙星、左氧氟沙星、依诺沙星等，治疗时须同时加服多西环素。沙眼衣原体性子宫颈炎推荐的首选药物为阿奇霉素或多西环素，备用药物有米诺环素、氧氟沙星等。一般化脓菌感染最好根据药敏试验进行治疗。急性子宫颈炎的治疗应力求彻底，以免形成慢性子宫颈炎。

二、慢性子宫颈炎

(一)病因

慢性子宫颈炎常由于急性子宫颈炎未予以治疗或治疗不彻底转变而来。急性子宫颈炎容易转为慢性的原因主要是子宫颈黏膜皱褶较多，腺体呈葡萄状，病原体侵入腺体深处后极难根除，导致病程反复、迁延不愈。阴道分娩、流产或手术损伤子宫颈后继发感染亦可表现为慢性过程，此外，不洁性生活、雌激素水平下降、阴道异物均可引起慢性子宫颈炎。病原体一般为葡萄球菌、链球菌、沙眼衣原体、淋病奈瑟菌、厌氧菌等。

(二)病理

1.子宫颈糜烂

子宫颈外口处的子宫颈阴道部外观呈细颗粒状的红色区，称为子宫颈糜烂。目前，已废弃子宫颈糜烂这一术语，而改称为子宫颈柱状上皮异位，并认为其不是病理改变，而是子宫颈生理变化。在此沿用子宫颈糜烂一词，专指病理炎性糜烂。子宫颈糜烂是慢性子宫颈炎最常见的一种表现，糜烂面呈局部细小颗粒状红色区域，其边界与正常子宫颈上皮的界限清楚，甚至可看到交界线呈现一道凹入的线沟，有的糜烂可见到毛细血管浮现在表面上，表现为局部慢性充血。镜下见黏膜下有白细胞及淋巴细胞浸润，间质有小圆形细胞和浆细胞浸润。

根据糜烂面外观和深浅常分为 3 种类型：①单纯型糜烂，糜烂面仅为单层柱状上皮，浅而平坦，外表光滑。②颗粒型糜烂，由于腺体和间质增生，糜烂表面凹凸不平，呈颗粒状。③乳突型糜烂，糜烂表面组织增生更明显，呈乳突状。

根据糜烂区所占子宫颈的比例可分为 3 度。①轻度糜烂：糜烂面积占整个子宫颈面积的 1/3 以内。②中度糜烂：糜烂面积占整个子宫颈面积的 1/3～2/3。③重度糜烂：糜烂面积占整个子宫颈面积的 2/3 以上。

子宫颈糜烂愈合过程中，柱状上皮下的基底细胞增生，最后分化为鳞状上皮。邻近的鳞状上皮也可向糜烂面的柱状上皮生长，逐渐将腺上皮推移，最后完全由鳞状上皮覆盖而痊愈。糜烂的愈合呈片状分布，新生的鳞状上皮生长于炎性糜烂组织的基础上，故表层细胞极易脱落而变薄，稍受刺激又可恢复糜烂。因此，愈合和炎症的扩展交替发生，不容易被彻底治愈。

2.子宫颈肥大

由于慢性炎症的长期刺激，子宫颈组织充血、水肿，腺体和间质增生，纤维结缔组织增厚，导致子宫颈肥大，但表面仍光滑，严重者较正常子宫颈增大1倍以上。

3.子宫颈息肉

慢性炎症长期刺激，使子宫颈管局部黏膜增生并向子宫颈外口突出而形成一个或多个息肉，直径在1 cm左右，色红，舌形，质软而脆，血管丰富易出血，蒂长短不一，蒂根附着于子宫颈外口或子宫颈管壁内。镜检特点为息肉表面被柱状上皮覆盖，中心为充血、水肿及炎性细胞浸润的结缔组织。息肉的恶变率不到1%，但极易复发。

4.子宫颈腺囊肿

子宫颈糜烂愈合过程中，子宫颈腺管口被新生的鳞状上皮覆盖，腺管口堵塞，导致腺体分泌物排出受阻，致液体潴留而形成囊肿。检查时见子宫颈表面突出数毫米大小的青白色囊泡，内含无色黏液。

5.子宫颈管内膜炎

炎症局限于子宫颈管黏膜及黏膜下组织，子宫颈口充血，有脓性分泌物，而子宫颈阴道部外观光滑。

(三)临床表现

主要症状为白带增多，常刺激外阴引起外阴不适和瘙痒。由于病原体种类、炎症的范围、程度和病程不同，白带的量、颜色、性状、气味也不同，可为乳白色黏液状至黄色脓性，可有血性白带或子宫颈接触性出血。若白带增多，似白色干酪样，应考虑可能合并假丝酵母感染；若白带呈稀薄泡沫状，有臭味，则应考虑滴虫阴道炎。严重感染时可有腰骶部疼痛、下腹坠胀，由于慢性子宫颈炎可直接向前蔓延或通过淋巴管扩散，当波及膀胱三角区及膀胱周围结缔组织时，可出现尿路刺激症状。较多的脓性白带有碍精子上行，可导致不孕。妇科检查可见子宫颈不同程度的糜烂、肥大，有时可见子宫颈息肉、子宫颈腺囊肿等，子宫颈口多有分泌物，亦可有子宫颈触痛和子宫颈触血。

(四)诊断

子宫颈糜烂诊断并不困难，但必须除外子宫颈上皮内瘤样病变、早期子宫颈癌、子宫颈结核、子宫颈尖锐湿疣等，因此应常规进行子宫颈细胞学检查。目前已有电脑超薄细胞检测系统，疾病诊断的准确率显著提高。必要时须做病理活检以明确诊断,电子阴道镜辅助活检对提高诊断准确率很有帮助。子宫颈息肉、子宫颈腺囊肿可根据病理活检确诊。

(五)治疗

慢性子宫颈炎的治疗以局部治疗为主,方法有物理治疗、药物治疗及手术治疗。

1.物理治疗

目的在于使糜烂面坏死、脱落,原有柱状上皮被新生鳞状上皮覆盖。

(1)电灼(熨)治疗:采用电灼器或电熨器对整个病变区电灼或电熨,直至组织呈乳白色或微黄色为止。一般近子宫口处稍深,越近边缘越浅,深度为 2 mm 并超出病变区 3 mm,深入子宫颈管内 0.5~1.0 cm,治愈率为 50%~90%。术后涂抹磺胺粉或呋喃西林粉,用醋酸冲洗阴道,每天 1 次,有助于创面愈合。

(2)冷冻治疗:利用液氮快速达到超低温(-196 ℃),使糜烂组织冻结、坏死、变性、脱落,最终修复创面而达到治疗目的。一般采用接触冷冻法,选择相应的冷冻头,覆盖全部病变区并略超过其范围 2 mm,根据快速冷冻、缓慢复温的原则,冷冻 1 分钟、复温 3 分钟、再冷冻 1 分钟。进行单次或重复冷冻,治愈率为 80%左右。

(3)激光治疗:采用 CO_2 激光器使糜烂部分组织炭化、结痂,痂皮脱落后,创面修复而达到治疗目的。激光头距离糜烂面 3~5 cm,照射范围应超出糜烂面 2 mm,轻症的烧灼深度为 2~3 mm,重症可达 4~5 mm,治愈率为 70%~90%。

(4)微波治疗:微波电极接触局部病变组织时,瞬间产生高热(44~61 ℃)效应而达到组织凝固的目的,并可出现凝固性血栓形成而止血,治愈率为 90%左右。

(5)波姆光治疗:采用波姆光照射糜烂面,直至糜烂面变为均匀灰白色为止,照射深度为 2~3 mm,治愈率可达 80%。

(6)红外线凝结法:红外线照射糜烂面,局部组织凝固、坏死,形成非炎性表浅溃疡,新生鳞状上皮覆盖溃疡面而达到治愈,治愈率为 90%以上。

(7)高强度聚焦超声治疗:是治疗子宫颈糜烂的一种新方法,通过超声波在焦点处产生的热效应、空化效应和机械效应,破坏病变组织。与传统物理治疗方法不同的是,聚焦超声有良好的组织穿透性和定位性,将声波聚焦在子宫颈病变深部,对子宫颈组织的损伤部位是在表皮下的一定深度,而不是直接破坏表面黏膜层,深部病变组织被破坏后,由深及浅,促进健康组织的再生和表皮的重建。

物理治疗的注意事项:①治疗时间应在月经结束后 3~7 天进行。②排除子宫颈上皮内瘤样病变、早期子宫颈癌、子宫颈结核和急性感染期后方可进行。③术后阴道分泌物增多,甚至有大量水样排液,有时呈血性,脱痂时可引起活动性出血,如出血量较多先用过氧化氢清洗伤口,用消毒棉球局部压迫止血,24 小时后取出。④物理治疗的次数、持续时间、强度、范围应严格掌握。⑤创面愈合需要一段时间(2～8 周),在此期间禁止盆浴和性生活。⑥定期复查,随访有无子宫颈管狭窄。

2.药物治疗

药物治疗适用于糜烂面积小和炎症浸润较浅的患者。

(1)硝酸银或重铬酸钾液:为强腐蚀剂,局部涂擦进行治疗,方法简单,但因疗效不佳,现基本已弃用。

(2)聚甲酚磺醛浓缩液或栓剂:目前临床上应用较多,聚甲酚磺醛是一种高酸物质,可使病变组织的蛋白质凝固、脱落,对健康组织无损害且可增加阴道酸度,有利于乳杆菌生长。用法是将浸有聚甲酚磺醛浓缩液的棉签插入子宫颈管,转动数次取出,然后将浸有浓缩液的纱布轻轻敷贴于病变组织,纱布应稍大于糜烂面,浸蘸的药液以不滴下为度,敷贴持续 1～3 分钟,每周 2 次,一个月经周期为 1 个疗程;聚甲酚磺醛栓剂的使用方法为每隔天晚上于阴道放置 1 枚,12 次为 1 个疗程。

(3)免疫治疗:采用重组人 α-干扰素栓,每晚 1 枚,6 天为 1 个疗程。近年报道,用红色诺卡氏菌细胞壁骨架(N-CWS)菌苗治疗子宫颈糜烂,该菌苗具有非特异性免疫增强及消炎作用,能促进鳞状上皮化生,修复子宫颈糜烂病变从而达到治疗效果。

(4)子宫颈管内膜炎时,根据细菌培养和药敏试验结果,采用全身抗生素治疗。

3.手术治疗

对于糜烂面积广而深,或用上述方法久治不愈的患者可考虑行子宫颈锥形切除术,多采取子宫颈环形电切除术。锥形切除范围从病灶外缘 0.3～0.5 cm 开始,深入子宫颈管 1～2 cm 行锥形切除,术后压迫止血。子宫颈息肉可行息肉摘除术或电切术。

第四节　盆腔炎性疾病

一、概述

盆腔炎性疾病是女性常见疾病，包括子宫内膜炎、附件炎、盆腔腹膜炎、盆腔结缔组织炎、女性生殖器结核等。既往盆腔炎性疾病多因产后、剖宫产后、流产后及妇科手术后细菌进入创面感染而致病，近年来则多由下生殖道的性传播疾病及细菌性阴道病上行感染造成。发病可位于一个部位、几个部位或整个盆腔脏器。

(一)发病率

盆腔炎性疾病在一些性生活紊乱及性病泛滥的国家中是最常见的疾病。在工业化国家中，生育年龄女性每年盆腔炎性疾病的发生率可达2%，美国每年有高达100万人患此病，其中须住院治疗者约20万人。我国盆腔炎性疾病发病率也有升高的趋势，但尚无此方面确切的统计数字。

(二)病原体

通过对上生殖道细菌培养的研究，明确证明盆腔炎性疾病的发生为多重微生物感染所致，且许多细菌为存在于下生殖道的正常菌群。常见的致病菌有以下几种。

1.需氧菌

(1)葡萄球菌：属革兰阳性球菌，其中以金黄色葡萄球菌致病力最强，多于分娩后、剖宫产后、流产后或妇科手术后细菌通过子宫颈上行感染至子宫、输卵管黏膜。葡萄球菌对一般常用的抗生素可产生耐药，根据药敏试验用药较为理想，耐青霉素的金黄色葡萄球菌对头孢唑林钠、万古霉素、克林霉素及第三代头孢菌素敏感。

(2)链球菌：也属革兰阳性球菌，其中以乙型溶血性链球菌致病力最强，能产生溶血素及多种酶，使感染扩散。本菌对青霉素敏感，患病后只要给予及时、足量、足疗程的治疗基本无死亡。此菌可在成年女性阴道长期寄居，有报道，妊娠后期此类菌在阴道的携带率为5%～29%。

(3)大肠埃希菌：为肠道的寄生菌，一般不致病，但在机体抵抗力下降，或因外伤等侵入肠道外组织或器官时可引起严重的感染，甚至产生内毒素休克，常与其他致病菌混合感染。本菌对卡那霉素、庆大霉素、头孢唑林钠、羧苄西林敏感，但易产生耐药菌株，可在药敏试验指导下用药。

此外，需氧菌还有肠球菌、克雷伯杆菌、淋病奈瑟菌、阴道嗜血杆菌等。

2.厌氧菌

厌氧菌是盆腔感染的主要菌种。厌氧菌主要来源于结肠、直肠、阴道及口腔黏膜，肠腔中厌氧菌与需氧菌的数量比为100∶1，阴道内两者的比例为10∶1。女性生殖道内常见的厌氧菌有以下几种。

(1)消化链球菌：属革兰阳性菌，易滋生于产后子宫内坏死的蜕膜碎片或残留的胎盘中，其内毒素毒力低于大肠埃希菌，但能破坏青霉素的β-内酰胺酶，对青霉素有抗药性，还可产生肝素酶，溶解肝素。本菌可促进凝血，导致血栓性静脉炎。

(2)脆弱类杆菌：属革兰阴性菌，为严重盆腔感染中的主要厌氧菌，这种感染易造成盆腔脓肿，恢复期长，伴有恶臭。本菌对甲硝唑、克林霉素、头孢菌素、多西环素敏感，对青霉素易产生耐药。

(3)产气荚膜梭状芽孢杆菌：属革兰阴性菌，多见于创伤组织感染及非法堕胎等的感染，分泌物恶臭，组织内有气体，易产生中毒性休克、弥散性血管内凝血及肾衰竭。本菌对克林霉素、甲硝唑及第三代头孢菌素敏感。

除上述3种常见的厌氧菌外，拟杆菌也是常见的致病菌，对青霉素耐药，对抗厌氧菌抗生素敏感。

3.性传播病原体

如淋病奈瑟菌、沙眼衣原体、支原体等，是工业化国家中导致盆腔炎性疾病的主要病原体。性传播病原体与多种微生物感染导致的盆腔炎性疾病常可混合存在，且在感染过程中可相互作用。淋病奈瑟菌、沙眼衣原体所造成的子宫颈炎、子宫内膜炎为阴道内的细菌上行感染创造了条件，也有学者认为在细菌性阴道病时，淋病奈瑟菌及沙眼衣原体更易进入上生殖道。

(三)感染途径

盆腔炎性疾病主要由病原体经阴道、子宫颈的上行感染引起。其他途径有以下几种。

1.经淋巴系统传播

细菌经外阴、阴道、子宫颈裂伤、子宫体创伤处的淋巴管侵入内生殖器及盆腔腹膜、盆腔结缔组织等部分，可形成产后感染、流产后感染或手术后感染。

2.直接蔓延

盆腔中其他脏器感染后，直接蔓延至内生殖器。如阑尾炎可直接蔓延到右侧输卵管，发生右侧输卵管炎。盆腔手术损伤后的继发性感染也可引起严重的盆腔炎。

3.经血液循环传播

病原体先侵入人体的其他系统，再经过血液循环达到内生殖器，如结核杆菌感染，由肺或其他器官的结核灶可经血液循环传至内生殖器，菌血症也可导致盆腔炎性疾病。

(四)盆腔炎性疾病的预防

盆腔炎性疾病可发生在产后、剖宫产后、流产后及妇科手术操作后。因此，必须做好宣传教育，注意孕期的身体状况，分娩时减少局部的损伤，对损伤部位的操作要轻，注意局部的消毒。月经期生殖器官抵抗力较弱，子宫颈口开放，易造成上行感染，故应避免手术。手术前应详细检查患者的体质，有无贫血及其他脏器的感染灶，如有应予以治疗。此外，也存在一些盆腔手术后发生的盆腔炎性疾病，妇科围术期应选用广谱抗生素，常用的有氨苄西林、头孢羟氨苄、头孢唑林钠、头孢西丁钠、头孢噻肟钠、头孢替坦、头孢曲松钠等。多数学者主张抗生素应在麻醉诱导期(术前30分钟)1次足量静脉输注，20分钟后组织内抗生素浓度可达高峰。必要时加用抗厌氧菌类抗生素，如甲硝唑、替硝唑、克林霉素等。若手术操作60～90分钟，则应在4小时内给第2次药。剖宫产术可在钳夹脐带后给药，可选用抗厌氧菌类药物，如甲硝唑、替硝唑、克林霉素等。给药剂量及次数还须根据病变种类、手术的复杂性及患者情况而定。

可导致盆腔炎性疾病常见的其他手术有各类须将器械伸入子宫腔的操作，如人工流产，放、取环术，子宫输卵管造影等。我国学者主张在进行子宫腔的优生优育手术前，须常规检查阴道清洁度、滴虫、真菌等，发现有阴道炎症者先给予治疗，有助于预防术后盆腔炎性疾病的发生。

性乱史是导致盆腔炎性疾病的重要因素。应加强对年轻女性及其性伴侣的性传播疾病教育工作，包括延迟初次性交的时间、限制性伴侣的数量、避免与有性传播疾病者进行性接触、坚持使用屏障式的避孕工具、积极诊治无并发症的下生殖道感染等。

二、子宫内膜炎

子宫内膜炎是妇科常见的疾病，多与子宫体部的炎症并发，有急性子宫内膜炎及慢性子宫内膜炎 2 种。

(一)急性子宫内膜炎

1.概述

急性子宫内膜炎多发生在产后、剖宫产后、流产后及子宫腔内手术后。一些女性在月经期、身体抵抗力虚弱时性交,或医务人员在不适当的情况下(如子宫腔或其他部位的脏器已有感染)进行刮宫术、子宫颈糜烂的电熨术、输卵管通液或造影术等均可导致急性子宫内膜炎。最常见的细菌为链球菌、葡萄球菌、大肠埃希菌、淋病奈瑟菌、衣原体及支原体、厌氧菌等,细菌可突破子宫颈的防御侵入子宫内膜发生急性炎症。

(1)病理表现:子宫内膜炎时子宫内膜充血、肿胀,有炎性渗出物,可混有血液,也可为脓性渗出物;重症子宫内膜炎子宫内膜坏死,呈灰绿色,分泌物可有恶臭。镜下见子宫内膜有大量多核白细胞浸润,细胞间隙内充满液体,毛细血管扩张,严重者细胞间隙内可见大量细菌,子宫内膜坏死、脱落形成溃疡。如果子宫颈开放,引流通畅,子宫腔分泌物清除后可自愈;但也有炎症向深部侵入导致子宫肌炎、输卵管炎;若子宫颈肿胀,引流不畅则形成子宫腔积脓。

(2)临床表现:急性子宫内膜炎患者可见白带增多,下腹痛,白带呈水样、黄白色、脓性,或混有血液,如为厌氧菌感染,则分泌物带有恶臭。下腹痛可向双侧大腿放射,疼痛程度根据病情而异。发生在产后、剖宫产后或流产后者则有恶露长时间不净,若炎症未治疗,可扩散至子宫肌层及输卵管、卵巢、盆腔结缔组织,症状可加重,高热可达 39～40 ℃,下腹痛加剧,白带增多。体检见子宫可增大,有压痛,身体情况较差。

2.诊断要点

主要根据病史和临床表现来诊断。

3.治疗方案

(1)全身治疗:本病患者应行全身治疗,须卧床休息,给予高蛋白流质或半流质饮食,在避免感冒的情况下,开窗通风,体位以头高脚低位为宜,以利于宫腔分泌物引流。

(2)抗生素治疗:在药敏试验无结果前给予广谱抗生素治疗,如青霉素;氨基糖苷类抗生素,如庆大霉素、卡那霉素等对需氧菌有效;而甲硝唑对厌氧菌有效。细菌培养、药敏试验结果得出后,可更换敏感药物。①庆大霉素:80 mg 肌内注射,每 8 小时 1 次。②头孢菌素:可用第三代产品,对革兰阳性、阴性菌,球菌及杆菌均有效,急救情况下,可将此药 1 g 溶于 100 mL0.9%生理盐水中,同时加入地塞米松 5～10 mg，静脉点滴，每天 1～2 次，经 3 天治疗后患者体温下降病情好转时，可改服头孢唑林钠 0.25 g 每天 4 次，糖皮质激素也应逐渐减量至急性症状消失。如患者对青霉素过敏，可换用林可霉素 300～600 mg，静脉滴注，每天 3 次，体温平稳后，可改口服用药，每天 1.5～2.0 g，分 4 次给药，持续 1 周，病情稳定后停药。③诺氟沙星片：对变形杆菌、铜绿假单胞菌具有强大的抗菌作用，可抑制细菌 DNA 合成，服药后可广泛分布于全身，对急性子宫内膜炎有良好的治疗效果。每次 0.2 g，每天 3 次，连服 10～14 天，或氧氟沙星 200 mg 静脉滴注，每天 2～3 次，对喹诺酮类药物过敏者最好不用。④有条件者可进行住院治疗，以解除症状及保持输卵管的功能。可选择的抗生素方案：头孢西丁 2 g 静脉注射，每 6 小时 1 次；或头孢替坦 2 g 静脉注射，每 12 小时 1 次，加强力霉素 100 mg 每 12 小时 1 次口服或静脉注射，共用 4 天，症状改善后 48 小时，继续使用多西环素 100 mg，每天 2 次，共用 10～14 天。此方案对淋病奈瑟菌及沙眼衣原体感染有效。克林霉素 900 mg 静脉注射，每 8 小时 1 次，庆大霉素 2 mg/kg 静脉注射或肌内注射，此后约 1.5 mg/kg，每 8 小时 1 次，共用 4 天，用药 48 小时后，如症状改善，继续用多西环素 100 mg，每天 2 次口服，共给药 10～14 天，此方案对厌氧菌及兼性革兰阴性菌有效。使用上述方案治疗后，体温下降或症状消失 4 小时后患者可出院，继续服用多西环素 100 mg，每 12 小时 1 次，共用 10～14 天，对淋病奈瑟菌及沙眼衣原体感染均有效。

(3)手术治疗：一般急性子宫内膜炎不行手术治疗，以免引起炎症扩散。但若子宫腔内有残留物、子宫颈引流不畅或老年女性子宫腔积脓时，须在给予抗生素治疗、病情稳定后，清除子宫腔残留物及取出宫内节育器，或扩张子宫颈使子宫腔分泌物引流通畅，尽量不做刮宫。

(二)慢性子宫内膜炎

1.概述

慢性子宫内膜炎常因子宫腔内分泌物通过子宫口流出体外，症状不甚明显，仅有少部分患者因防御机制受损，或病原体作用时间过长，对急性炎症治疗不彻底而形成。其病因如下。

(1)分娩后、剖宫产后：有少量胎膜或胎盘残留于子宫腔，子宫复旧不全，引起慢性子宫内膜炎。

(2)宫内节育器：宫内节育器的刺激常可引起慢性子宫内膜炎。

(3)更年期或绝经期：体内雌激素水平降低，子宫内膜薄，易受细菌感染，发生慢性子宫内膜炎。

(4)子宫腔内有黏膜下肌瘤、息肉、子宫内膜腺癌:子宫内膜易受细菌感染发生炎症。

(5)子宫内膜下基底层炎症:常可感染子宫内膜功能层而发生炎症。

(6)老年性子宫内膜炎:常可与老年性阴道炎同时发生。

(7)细菌性阴道病:病原体上行感染至子宫内膜所致。

2.病理表现

其子宫内膜间质常见有大量浆细胞及淋巴细胞,子宫内膜充血、肿胀,有时尚可见到肉芽组织及纤维性变。

3.临床表现

慢性子宫内膜炎患者常诉有不规则阴道流血或月经不规则,有时有轻度下腹痛及白带增多。妇科检查见子宫可增大,有触痛。少数子宫内膜炎可导致不孕。

4.诊断要点

主要依据患者病史和临床表现来诊断。

5.治疗方案

慢性子宫内膜炎在治疗上应去除原因,如在分娩后、剖宫产后、人工流产后疑有胎膜、胎盘残留者,若无急性出血,可给予3～5天的抗生素治疗后做刮宫术;若因宫内节育器而致病者,可取出宫内节育器;若有黏膜下息肉、肌瘤或内膜腺癌者,可做相应的处理;若合并有输卵管炎、卵巢炎者,则应做相应的处理;同时存在细菌性阴道病者,抗生素中应加用抗厌氧菌药物。

三、附件炎、盆腔腹膜炎

(一)概述

附件炎和盆腔腹膜炎,目前本病仍为多发病,国外以淋病奈瑟菌及沙眼衣原体感染为最多,占60%～80%,其他为厌氧菌及需氧菌多种微生物的混合感染;国内以后者感染为主,但由性传播疾病引起者也有增加趋势。主要原因有以下几种。

1.分娩后、剖宫产后及流产后感染

内在及外来的细菌上行通过剥离面或残留的胎盘、胎膜、子宫切口等到达子宫腔肌层、输卵管、卵巢及盆腔腹膜发生炎症,也可经破损的黏膜、胎盘剥离面通过淋巴、血行播散到盆腔。通过对上生殖道细菌培养的研究,明确证明盆腔炎性疾病是多重微生物感染,包括阴道的需氧菌、厌氧菌、加德纳菌、流感嗜血杆菌等,其中厌氧菌占70%～80%。厌氧菌中以各类杆菌及脆弱类杆菌最常见。

2.月经期性交

月经期子宫颈口开放，子宫内膜剥脱面有扩张的血窦及凝血块，均为细菌的上行及滋生提供了良好的条件。如在月经期性交或使用不洁的月经垫，可使细菌侵入发生炎症。

3.妇科手术操作

任何通过子宫颈黏液屏障的手术操作导致的盆腔感染，都称医源性盆腔炎性疾病，如放置宫内节育器、人工流产、输卵管通液、造影等。其他妇科手术如子宫颈糜烂电熨术、腹腔镜绝育术、盆腔手术误伤肠管等均可导致急性炎症。

4.邻近器官炎症的蔓延

最常见的邻近器官炎症为急性阑尾炎、憩室炎、腹膜炎等。

5.盆腔炎性疾病

盆腔炎性疾病所造成的盆腔粘连、输卵管积水、扭曲等后遗症，易造成盆腔炎性疾病的再次急性发作，尤其是在患者免疫力低下、有不洁性交史等情况下。

6.全身性疾病

败血症、菌血症时，细菌也可波及输卵管及卵巢发生急性盆腔炎性疾病。

7.淋病奈瑟菌及沙眼衣原体感染

淋病奈瑟菌及沙眼衣原体感染多为上行性急性感染，病原体多来自尿道炎、前庭大腺炎、子宫颈炎等。

(二)病理表现

1.附件炎

当多重微生物造成分娩后、剖宫产后、流产后的急性输卵管炎、卵巢炎、输卵管卵巢脓肿时，病变可通过子宫颈的淋巴播散至子宫颈旁的结缔组织，首先侵及输卵管浆膜层再达肌层，输卵管内膜受侵较轻，或可不受累。病变是以输卵管间质炎为主，由于输卵管管壁增粗，可压迫管腔变窄，轻者管壁充血、肿胀，重者输卵管肿胀明显，且弯曲，并有纤维素性渗出物，引起周围组织粘连。炎症如经子宫内膜向上蔓延，首先引起输卵管内膜炎，使输卵管内膜肿胀、间质充血、肿胀及大量中性多核白细胞浸润，重者输卵管内膜上皮可有退行性变或成片脱落，引起输卵管管腔粘连闭塞或伞端闭锁，如有渗出物或脓液积聚，可形成输卵管积脓，与卵巢粘连形成炎性包块。卵巢表面有一层白膜包被，很少单独发炎，卵巢多与输卵管伞端粘连，发生卵巢周围炎，进一步形成卵巢脓肿，如脓肿壁与输卵管粘连贯通则形成输卵管卵巢脓肿。脓肿可发生于初次感染之后，但往往是在反复发作之后形成。脓肿多位于子宫后方、子宫阔韧带后叶及肠管间，可向阴道、直肠间贯通，也可破入腹腔，发生急性弥漫性腹膜炎。

2.盆腔腹膜炎

病变腹膜充血、肿胀，伴有含纤维素的渗出液，可形成盆腔脏器粘连，渗出物聚集在粘连的间隙内，形成多个小脓肿，或聚集在直肠子宫陷凹形成盆腔脓肿，脓肿破入直肠，症状可减轻；若破入腹腔则可引起弥漫性腹膜炎，使病情加重。

（三）临床表现

视病情及病变范围大小，患者表现的症状不同。轻者可症状轻微或无症状；重者可有发热及下腹痛，发热前可先有寒战、头痛，体温可高达 39～40 ℃，下腹痛多为双侧下腹部剧痛或病变部剧痛，可与发热同时发生。若疼痛发生在月经期则可有月经的变化，如经量增多、月经期延长；若疼痛在非月经期发作则可有不规则阴道出血、白带增多、性交痛等。由于炎症的刺激，少数患者也可有膀胱及直肠刺激症状，如尿频、尿急、腹胀、腹泻等。体格检查患者呈急性病容、脉速、唇干。妇科检查见阴道充血，子宫颈充血有分泌物，呈黄白色或黏液脓性，有时带恶臭，阴道穹隆有触痛，子宫颈有举痛，子宫增大，压痛，活动受限，双侧附件有增厚，或触及包块，压痛明显；下腹部剧痛常拒按，或一侧压痛，摆动子宫颈时更明显，炎症波及腹膜时呈现腹膜刺激症状。若已发展为盆腔腹膜炎，则整个下腹部有压痛及反跳痛。

（四）诊断要点

重症及典型的盆腔炎性疾病患者根据病史、临床及实验室检查所见，诊断不难，但此部分患者只占盆腔炎性疾病的 4%左右。临床上绝大多数盆腔炎性疾病为轻到中度及亚临床感染者。这部分患者可无明确病史，临床症状轻微，或仅表现为下腹部轻微疼痛，白带稍多，给临床诊断带来困难。有研究显示，因感染造成的输卵管性不孕患者中，30%～75%无盆腔炎性疾病病史，急性盆腔炎性疾病有发热者仅占 30%，有下腹痛、白带多、子宫颈举痛者仅占 20%。鉴于此，美国疾病控制与预防中心提出了新的盆腔炎性疾病诊断标准：①至少必须具备下列 3 项主要标准，即下腹痛、子宫颈举痛、附件区压痛。②此外，下列标准中具备一项或一项以上时，增加诊断的特异性：体温＞38 ℃、异常的子宫颈或阴道排液、沙眼衣原体或淋病奈瑟菌的实验室证据、红细胞沉降率加快或 C 反应蛋白升高。③对一些有选择的患者必须有下列的确定标准：阴道超声或其他影像诊断技术的阳性发现，如输卵管增粗、伴或不伴管腔积液、输卵管卵巢脓肿或腹腔游离液体、子宫内膜活检阳性、腹腔镜下有与盆腔炎性疾病一致的阳性所见。

10%～20%的盆腔炎性疾病患者伴有肝周围炎或局部腹膜炎，多在腹腔镜检查时发现，被认为是感染性腹腔液体直接或经淋巴引流到膈下区域造成，以沙眼衣原体引起者最多见，偶见有淋病奈瑟菌及厌氧菌引起者。腹腔镜下见肝周充血，炎性渗出及肝膈面与上腹、横膈形成束状、膜状粘连带。此种肝周炎很少侵犯肝实质，肝功能多正常。

1.阴道分泌物涂片检查

此方法简便、经济、实用。阴道分泌物涂片检查中每个阴道上皮细胞中多于1个以上的多形核白细胞就会出现白带增多，每高倍视野有3个以上白细胞诊断盆腔炎性疾病的敏感性达87%，其敏感性高于红细胞沉降率、C反应蛋白，以及经过内膜活检或腹腔镜证实的有症状的盆腔炎性疾病所呈现出来的外周血的白细胞计数值。

2.子宫内膜活检

可得到子宫内膜炎的组织病理学诊断，被认为是一种比腹腔镜创伤小而又能证实盆腔炎性疾病的方法，因子宫内膜炎常合并有急性输卵管炎。子宫内膜活检与腹腔镜检查在诊断盆腔炎性疾病上有90%的相关性。子宫内膜活检的诊断敏感性达92%，特异性为87%，并可同时取材做细菌培养，但有被阴道细菌污染的机会。

3.超声等影像学检查

在各类影像学检查方法中，B超检查是最简便、实用和经济的方法，且与腹腔镜检查有很好的相关性。急性、严重的盆腔炎性疾病时，经阴道超声可见输卵管增粗、管腔积液或盆腔有游离液体。B超检查还可用于监测临床病情的发展，出现盆腔脓肿时，B超检查可显示附件区肿块，伴不均匀回声。CT、MRI检查有时也可显示出较清晰的盆腔器官影像，但由于其价值昂贵而不能普遍用于临床。对于早期、轻度的盆腔炎性疾病，B超检查敏感性差。

4.腹腔镜检查

腹腔镜检查目前被认为是诊断盆腔炎性疾病的金标准，其可在直视下观察盆腔器官的病变情况，并可同时取材行细菌鉴定及培养且不会污染阴道。腹腔镜下诊断盆腔炎性疾病的最低标准为输卵管表面可见充血、输卵管壁肿胀及输卵管表面与伞端有渗出物，也可显示肝包膜渗出、粘连。

5.其他实验室检查

其他实验室检查及其结果诊断包括白细胞计数增多、红细胞沉降率增快、C反应蛋白升高、血清CA125升高等，虽对临床诊断有所帮助，但均缺乏敏感性与特异性。

(五)治疗方案

盆腔炎性疾病的治疗目的是缓解症状、消除当前感染及降低远期后遗症的发生率。

1.全身治疗

重症者应卧床休息，给予高蛋白流质或半流质饮食，体位以头高脚低位为宜，以利于宫腔内及子宫颈分泌物排出体外。若盆腔内的渗出物聚集在直肠子宫陷凹内可使炎症局限。补充液体，纠正电解质紊乱及酸碱平衡，高热时给予物理降温，并应适当给予镇痛药，避免无保护性交。

2.抗生素治疗

近年来由于新的抗生素不断问世、细菌培养技术的提高及药敏试验的配合，使临床上得以合理使用抗生素，对急性炎症可达到微生物学的治愈(治愈率为84%～98%)。一般在药敏试验得出结果以前，先使用需氧菌、厌氧菌及淋病奈瑟菌、沙眼衣原体兼顾的广谱抗生素，待药敏试验得出结果后再更换，一般是根据病因及发病后已用过何种抗生素作为参考来选择药物。急性附件炎、盆腔腹膜炎常用的抗生素如下。

(1)青霉素或红霉素与氨基糖苷类药物及甲硝唑联合：青霉素 G 每天 240 万～1 000 万 U静脉滴注，病情好转后改为每天 120 万～240 万 U，每 4～6 小时1 次，分次给药或连续静脉滴注。红霉素每天 0.90～1.25 g 静脉滴注，链霉素(SM) 0.75 g肌内注射，每天 1 次。庆大霉素每天 16 万～32 万 U，分 2～3 次静脉滴注或肌内注射，一般疗程<10 天。甲硝唑 500 mg 静脉滴注，每 8 小时 1 次，病情好转后改口服 400 mg，每 8 小时 1 次。

(2)第一代头孢菌素与甲硝唑联合：对第一代头孢菌素敏感的细菌有乙型溶血性链球菌、葡萄球菌、大肠埃希菌等。头孢噻吩每天 2 g，分 4 次肌内注射；头孢唑林钠每次 0.5～1.0 g，每天 2～4 次静脉滴注；头孢拉定，静脉滴注每天100～150 mg/kg，分次给予，口服每天 2～4 g，分 4 次空腹服用。

(3)克林霉素与氨基糖苷类药物联合：克林霉素每次 600 mg，每 6 小时 1 次，静脉滴注，体温降至正常 24～48 小时后改口服，每次 300 mg，每 6 小时 1 次。克林霉素对多数革兰阳性和厌氧菌(如类杆菌、消化链球菌等)及沙眼衣原体有效。与氨基糖苷类药物合用有良好的效果。但此类药物与红霉素有拮抗作用，不可与其联合使用。

(4)林可霉素：其作用与克林霉素相同，每次用量为 300～600 mg，每天 3 次肌内注射或静脉滴注。

(5)第二代头孢菌素:对革兰阴性菌的作用较为优越,抗酶性能强,抗菌谱广。临床用于革兰阴性菌。如头孢呋辛,每次0.75~0.50 g,每天3次肌内注射或静脉滴注;头孢孟多,若为轻度感染每次0.5~1.0 g,每天4次静脉滴注,若为较重的感染每天6次,每次1 g;头孢西丁对革兰阳性及阴性需氧菌与厌氧菌包括脆弱类杆菌均有效,每次1~2 g,每6~8小时1次静脉注射或静脉滴注,可单独使用。

(6)第三代头孢菌素:对革兰阴性菌的作用较第二代头孢菌素更强,抗菌谱广,耐酶性能强,对第一、第二代头孢菌素耐药的一些革兰阴性菌株常可有效。头孢噻肟对革兰阴性菌有较强的抗菌效能,但对脆弱杆菌较不敏感。一般感染每天2 g,分2次肌内注射或静脉注射,中度或重度感染每天3~6 g,分3次肌内注射或静脉注射。头孢曲松钠1~2 g,每天2次静脉注射。

(7)哌拉西林:对多数需氧菌及厌氧菌均有效,每天4~12 g,分3~4次静脉注射或静脉滴注,严重感染时每天可用16~24 g。

(8)喹诺酮类药物:如诺氟沙星、氧氟沙星、环丙沙星、氟罗沙星等,其抗菌谱广,对革兰阳性、阴性菌均有抗菌作用,且具有较好的组织渗透性,口服量为每天0.2~0.6 g,分2~3次服用。其中氟罗沙星由于其半衰期长,每天1次口服0.2~0.4 g即可。

3.中药治疗

中药治疗原则主要为活血化瘀、清热解毒,如银翘解毒汤、清营汤、安宫牛黄丸、紫雪丹等。

4.手术治疗

(1)经药物治疗48~72小时,体温持续不降,肿块增大,出现肠梗阻、脓肿破裂或中毒症状时,应及时行手术治疗。年轻女性要考虑保留卵巢功能,对体质衰弱的患者,手术范围须根据具体情况决定。如为盆腔脓肿,可在B超、CT等影像检查引导下经腹部或阴道切开排脓,也可在腹腔镜下行盆腔脓肿切开引流,同时注入抗生素。

(2)输卵管脓肿、卵巢脓肿,经保守治疗病情好转,肿物局限,也可行手术切除肿物。

(3)脓肿破裂,患者出现腹部剧痛,伴高热、寒战、恶心、呕吐、腹胀、拒按等情况时应立即行剖腹探查。

四、盆腔结缔组织炎

(一)急性盆腔结缔组织炎

1.概述

盆腔结缔组织是腹膜外的组织,位于盆腔腹膜的后方、子宫两侧及膀胱前间隙处,这些部位的结缔组织间并无明显的界限。急性盆腔结缔组织炎是指盆腔结缔组织初发的炎症,不是继发于输卵管炎、卵巢炎的炎症,是初发于子宫旁的结缔组织,然后再扩展至其他部位。

本病多由分娩或剖宫产时子宫颈或阴道上端的撕裂、行子宫颈扩张术时子宫颈裂伤、经阴道的子宫全切除术时阴道残端周围的血肿、人工流产术中误伤子宫及子宫颈侧壁等情况时细菌侵入而发生感染。

本病常见的病原体为链球菌、葡萄球菌、大肠埃希菌、厌氧菌、淋病奈瑟菌、沙眼衣原体、支原体等。

2.病理表现

发生急性盆腔结缔组织炎后,局部组织出现肿胀、充血,并有大量白细胞及浆细胞浸润。炎症初起时多位于生殖器官受到损伤的部位,如自子宫颈部的损伤浸润至子宫颈一侧盆腔结缔组织,逐渐可蔓延至盆腔对侧的结缔组织及盆腔的前半部分。病变部分易化脓,形成大小不等的脓肿,如未能及时控制,炎症可通过淋巴向输卵管、卵巢或髂窝处扩散,由于盆腔结缔组织与盆腔内血管接近,可引起盆腔血栓性静脉炎。如子宫阔韧带内已形成脓肿且未及时切开引流,脓肿可向阴道、膀胱、直肠破溃,高位的脓肿也可向腹腔破溃引起弥漫性腹膜炎,脓毒血症使病情急剧恶化,但引流通畅后,炎症可逐渐消失。如排脓不畅,也可发生长期不愈的窦道。

3.临床表现

炎症初期患者可有高热和下腹痛,体温可达 39～40 ℃,下腹痛多与急性输卵管卵巢炎相似。若病史中有全子宫切除术、剖宫产术时有单侧壁或双侧壁损伤,则更易诊断。若已形成脓肿,除发热、下腹痛外,常见有直肠、膀胱压迫症状,如便意频数、排便痛、恶心、呕吐、尿频、尿痛等症状。

妇科检查:在发病初期,子宫一侧或双侧有明显的压痛与边界不明显的增厚感,增厚可达盆壁,子宫略大,活动差,压痛,一侧阴道或双侧阴道穹隆可触及包块,包块上界常与子宫底平行,触痛明显。若已形成脓肿则因脓液向下流入子宫后方,阴道后穹隆常可触及较软的包块,且触痛明显。

4.诊断要点

根据病史、临床症状及妇科检查所见诊断不难，但须做好鉴别诊断。

(1)输卵管妊娠破裂：有停经史、下腹痛突然发生、面色苍白、急性病容、腹部有腹膜刺激症状、阴道出血少量、尿 HCG(+)、后穹隆穿刺为血液。

(2)卵巢囊肿蒂扭转：有突发的一侧性下腹痛，有或无肿瘤史，有单侧腹膜刺激症状，触痛明显，妇科检查子宫一侧触及肿物、有触痛，无停经史。

(3)急性阑尾炎：疼痛缓慢发生，麦氏点有触痛，妇科检查无阳性所见。

5.治疗方案

(1)抗生素治疗：可用广谱抗生素，如青霉素、头孢菌素、氨基糖苷类抗生素、林可霉素、克林霉素、多西环素及甲硝唑等。待细菌药敏试验出结果后，改用敏感的抗生素。

(2)手术治疗：急性盆腔结缔组织炎轻症者一般不做手术治疗，以免炎症扩散或出血，但有些情况须手术处理。①子宫腔内残留组织伴阴道出血：首先应积极抗感染，如无效或出血较多时，在用药物控制感染的同时，用卵圆钳清除子宫腔内容物，而避免做刮宫术。②子宫穿孔：如无肠管损伤及内出血，可不必剖腹修补。③子宫腔积脓：应扩张子宫口使脓液引流通畅。④已形成脓肿者：根据脓肿的部位采取切开排脓的治疗方法，如为接近腹股沟韧带的脓肿，应等待脓肿扩大后再做切开；若脓肿位于阴道一侧则应自阴道做切开，尽量靠近中线，以免损伤输尿管或子宫动脉。

(二)慢性盆腔结缔组织炎

1.概述

慢性盆腔结缔组织炎多由于急性盆腔结缔组织炎治疗不彻底，或患者体质较差，炎症迁延而发展成慢性。由于子宫颈的淋巴管直接与盆腔结缔组织相通，故也可因慢性子宫颈炎发展为盆腔结缔组织炎。

2.病理表现

本病的病理变化多为盆腔结缔组织因充血、肿胀，转为纤维组织和增厚、变硬的瘢痕组织，与盆壁相连，子宫被固定不能活动，或活动受限，子宫常偏于患侧的盆腔结缔组织。

3.临床表现

轻度慢性盆腔结缔组织炎患者一般多无症状，偶尔于身体劳累时有腰痛，下腹坠痛，重度者可有较严重的下腹坠痛/腰酸痛及性交痛。妇科检查：子宫多呈后倾后屈位，三合诊时触及子宫骶韧带增粗呈索条状，有触痛，双侧宫旁组织肥厚，有触痛，若为一侧性者则可触及子宫变位，屈向于患侧，若已形成冰冻骨盆则子宫的活动完全受到限制。

4.诊断要点

根据有急性盆腔结缔组织炎史、临床症状与妇科检查，诊断不难，但须与子宫内膜异位症、结核性盆腔炎、卵巢癌及陈旧性异位妊娠等鉴别。

(1)子宫内膜异位症：多有痛经史，且呈进行性加重。妇科检查可能触及子宫骶韧带处有触痛结节，或子宫两侧有包块，B超及腹腔镜检查有助于诊断。

(2)结核性盆腔炎：多有其他脏器结核史，腹痛常为持续性，腹胀，偶有腹部包块，偶有闭经史，可同时伴子宫内膜结核，X线检查下腹部可见钙化灶，包块位置较慢性盆腔结缔组织炎高。

(3)卵巢癌：包块多为实质性，较硬，表面不规则，患者一般情况差，常有腹水，晚期患者有下腹痛。诊断时有困难，B超检查、腹腔镜检查、肿瘤标志物及病理活组织检查有助于诊断。

(4)陈旧性异位妊娠：多有闭经史及阴道出血，下腹痛偏于患侧，妇科检查子宫旁有境界不清的包块，触痛，B超及腹腔镜检查有助于诊断。

5.治疗方案

须积极治疗慢性子宫颈炎及急性盆腔结缔组织炎。对慢性子宫颈炎可采取物理治疗，如超短波、激光、微波、中波、直流电离子导入、紫外线等；对慢性盆腔结缔组织炎可用物理治疗，以减轻疼痛；对急性盆腔结缔组织炎须积极彻底治疗，以防病原体潜伏于体内，应用抗生素治疗可取得一定的疗效，与物理治疗合用效果较好。慢性盆腔结缔组织炎经治疗后症状可减轻，但易复发，如月经期后、性交后及过度体力劳动后均易复发。

五、女性生殖器结核

(一)概述

由人型结核分枝杆菌侵入人体后在女性生殖器引起的炎症性疾病称为女性生殖器结核，常继发于肺、肠、肠系膜淋巴结、腹膜等的结核，也有少数患者继发于骨、关节结核，多数患者在发现女性生殖器结核时原发病灶已治愈。结核分枝杆菌首先侵犯输卵管，然后下行传播至子宫内膜和卵巢，很少侵犯子宫颈，阴道及外阴结核更属罕见。本病由于病程缓慢，症状不典型，易被忽视。

(二)传播途径

女性生殖器结核是全身结核病的一种表现，一般认为是继发性感染，主要来源于肺结核或腹膜结核。传播途径可有以下几种。

1.血行传播

血行传播最为多见。结核分枝杆菌一般首先感染肺部，短时间即进入血液循环，传播至体内其他器官，包括生殖器。有研究发现，肺部原发感染发生在月经初期时结核分枝杆菌通过血行播散可被单核-吞噬细胞系统清除，但在输卵管内可形成隐性传播灶，处于静止状态可达1～10年，直至人体免疫功能低下时细菌重新激活发生感染。青春期时生殖器官发育，血供较为丰富，结核分枝杆菌易借血行传播。

2.淋巴传播

淋巴传播较少见。多为逆行传播，如肠结核通过淋巴管逆行传播至生殖器。

3.直接蔓延

结核性腹膜炎和肠系膜淋巴结核可直接蔓延到输卵管。腹膜结核与输卵管结核常并存，平均占女性生殖器结核的50%，两处结核病灶可通过直接接触相互传染。

4.原发性感染

原发性感染极为少见。一般多为男性附睾结核的结核分枝杆菌通过性交传染给女性。

(三)病理表现

女性生殖器结核绝大多数首先感染输卵管，其次为子宫内膜、卵巢、子宫颈、阴道及外阴。

1.输卵管结核

输卵管结核多为双侧性。典型病变为输卵管黏膜皱襞可有广泛的肉芽肿及干酪样坏死，镜下可见结核结节。由于感染途径不同，结核性输卵管炎初期大致有以下3种类型。

(1)结核性输卵管周围炎：输卵管浆膜面充血、肿胀，见散在黄白色粟米状小结节，可与周围器官广泛粘连，常为盆腔腹膜炎或弥漫性腹膜炎的一部分。患者可能出现少量腹水。

(2)结核性输卵管间质炎：由血行播散而来。输卵管黏膜下层或肌层最先出现散在小结节，后波及黏膜和浆膜。

(3)结核性输卵管内膜炎：多由血行播散所致。继发于结核性腹膜炎者较少见，结核杆菌可由输卵管伞端侵入。输卵管黏膜首先受累，发生溃疡和干酪样坏死，病变以输卵管远端为主，伞端黏膜肿胀，黏膜皱襞相互粘连，伞端可外翻呈烟斗状但并不一定闭锁。

输卵管结核随病情发展可有两种类型。①增生粘连型:较多见,此型病程进展缓慢,临床表现多不明显。输卵管增粗僵直,伞端肿大开放呈烟斗状,但管腔可发生狭窄或阻塞。切面可在黏膜及肌壁找到干酪样结节,慢性患者可见钙化灶。当病变扩展到浆膜层或整个输卵管被破坏后,可有干酪样物质渗出,随后肉芽组织侵入,使输卵管与邻近器官如卵巢、肠管、肠系膜、膀胱和直肠等广泛紧密粘连,形成难以分离的实性肿块,若有积液则形成包裹性积液。②渗出型:此型病程呈急性或亚急性。渗出液呈草黄色,澄清,为浆液性,偶可见血性液体,液体量多少不等。输卵管管壁有干酪样坏死,黏膜有粘连,管腔内有干酪样物质潴留而形成输卵管积脓。与周围器官可无粘连而活动,易误诊为卵巢囊肿。较大的输卵管积脓可波及卵巢而形成结核性输卵管卵巢脓肿。

2.子宫内膜结核

子宫内膜结核多由输卵管结核扩散而来。由于子宫内膜有周期性脱落而使子宫内膜结核病灶随之排出,病变多局限于子宫内膜,早期呈散在粟粒样结节,极少数严重者病变侵入肌层。子宫体大小正常或略小,外观无异常。刮取的子宫内膜镜下可见结核结节,严重者出现干酪样坏死。典型的结核结节中央为1～2个巨细胞,细胞呈马蹄状排列,周围有类上皮细胞环绕,外侧有大量淋巴细胞和浆细胞浸润。子宫内膜结核结节的特点是结核结节周围的腺体对卵巢激素反应不敏感,表现为持续性增生或分泌不足。严重的子宫内膜结核可出现干酪样坏死而呈表浅的溃疡,致使内膜大部分或全部被破坏,以后还可形成瘢痕,子宫内膜的功能全部丧失而发生闭经。子宫内膜为干酪样组织或形成溃疡时可形成宫腔积脓,全部为干酪样肉芽肿样组织时可出现恶臭的浆液性白带,此时须排除子宫内膜癌。

3.卵巢结核

卵巢结核病变多由输卵管结核蔓延而来,多为双侧性,卵巢表面可见结核结节或干酪样坏死或肉芽肿。卵巢虽与输卵管相邻较近,但因有白膜包裹而较少受累,常仅有卵巢周围炎。若由血行传播引起的感染可在卵巢深层间质中形成结节,或发生干酪样坏死性脓肿。

4.子宫颈结核

子宫颈结核常由子宫内膜结核向下蔓延形成,或经血行淋巴播散而来。肉眼观察可见病变呈乳头状增生或溃疡型而不易与子宫颈癌鉴别,确诊须借助病理组织学检查。子宫颈结核一般有 4 种类型:溃疡型、乳头型、间质型和子宫颈黏膜型。

5.外阴、阴道结核

外阴、阴道结核多由结核分枝杆菌自子宫和子宫颈向下蔓延而来或血行传播。病灶表现为外阴和阴道局部有单个或数个表浅溃疡,久治不愈可形成窦道。

(四)临床表现

1.病史

病史对本病的诊断极为重要。须详细询问家族结核史、结核接触史及生殖器以外的脏器结核史,女性生殖器结核患者中约有1/5的患者有结核家族史。

2.症状

患者的临床症状多为非特异性的。多数患者无不适主诉,而有的则症状严重。

(1)月经失调:为女性生殖器结核较常见的症状,与病情有关。早期患者因子宫内膜充血或形成溃疡而表现为月经量过多、经期延长或不规则阴道出血,易被误诊为功能失调性子宫出血。多数患者就诊时发病已久,此时子宫内膜已遭受不同程度的破坏,表现为月经量过少,甚至闭经。

(2)下腹坠痛:盆腔炎症和粘连、结核性输卵管卵巢脓肿等均可引起不同程度的下腹坠痛,月经期尤甚。

(3)不孕:输卵管结核患者的输卵管管腔狭窄、阻塞,黏膜纤毛丧失或粘连,引起输卵管间质炎症,输卵管蠕动异常,输卵管失去正常功能而导致不孕。子宫内膜结核是引起不孕的另一主要原因。在原发性不孕患者中,女性生殖器结核常为其主要原因之一。

(4)白带增多:多见于合并子宫颈结核者,尤其当合并子宫颈炎时,分泌物可呈脓性或脓血性,组织脆,有接触性出血,易被误诊为癌性溃疡。

(5)全身症状:可有疲劳、消瘦、低热、盗汗、食欲下降或体重减轻等结核的一般症状。无自觉症状的患者临床亦不少见。有的患者可仅有低热,尤其在月经期比较明显,每次月经期低热是女性生殖器结核的典型临床表现之一。女性生殖器结核常继发于肺、脑膜、肠和泌尿系统等的结核,因而可有原发脏器结核的症状,如咯血、胸痛、血尿等。

3.体征

因病变部位、程度和范围不同而有较大差异。部分患者妇科检查见子宫因粘连而活动受限,双侧输卵管增粗,变硬,如索条状。严重患者妇科检查可扪及盆腔包块,质硬,不规则,与周围组织广泛粘连,活动差,无明显触痛。包裹性积液患者可扪及囊性肿物，颇似卵巢囊肿。女性生殖器结核与腹膜结核并存的患者腹部可有压痛，腹部触诊腹壁揉面感，腹水征阳性。个别患者于子宫旁或直肠子宫陷凹处扪及小结节，易误诊为子宫内膜异位症或卵巢恶性肿瘤。生殖器结核患者常有子宫发育不良，子宫颈结核患者做窥阴器检查时可见子宫颈局部有乳头状增生或小溃疡形成。

(五)诊断要点

症状、体征典型的患者诊断多无困难，多数因无明显症状和体征极易造成漏诊或误诊。有些患者仅因不孕行诊断性刮宫，经病理组织学检查才证实为子宫内膜结核。如有以下情况应首先考虑女性生殖器结核可能：①有家族性结核史，既往有结核接触史，或本人曾患肺结核、胸膜炎和肠结核者。②不孕伴月经过少或闭经、有下腹痛等症状，或盆腔有包块者。③未婚女性无性接触史，主诉低热、盗汗、下腹痛和月经失调，肛门指诊盆腔附件区增厚有包块者。④慢性盆腔炎久治不愈者。

由于本病患者常无典型临床表现，须依靠辅助诊断的方法确诊。常用的辅助诊断方法有以下几种。

1.病理组织学检查

盆腔内见粟粒样结节或干酪样物质者一般必须做诊断性刮宫。对不孕及可疑结核患者也应取子宫内膜做病理组织学检查。诊断性刮宫应在月经来潮后12小时之内进行，因此时病变表现较为明显。刮宫时应注意刮取两侧子宫角内膜，因子宫内膜结核多来自输卵管，使病灶多首先出现在子宫腔两侧角。刮出的组织应全部送病理检查，最好将标本做系统连续切片，以免漏诊。如在切片中找到典型的结核结节即可确诊。子宫内膜有炎性肉芽肿者应高度怀疑子宫内膜结核。无结核性病变但有巨细胞体系存在也不能否认结核的存在。可疑患者须每隔2～3个月复查，如3次内膜检查均阴性者可认为无子宫内膜结核存在。因诊刮术有引起结核扩散的危险性，术前、术后应使用抗结核药物进行预防性治疗。其他如子宫颈、阴道、外阴等病灶也须经病理组织学检查才能明确诊断。

2.结核杆菌培养、动物接种

取经血、刮取的子宫内膜、子宫颈分泌物、宫腔分泌物、盆腔包块穿刺液或盆腔包裹性积液等做培养，2个月后检查有无阳性结果。或将这些物质接种于豚鼠腹壁皮下，6～8周后解剖检查，若在接种部位周围的淋巴结中找到结核杆菌即可确诊。如果结果为阳性，可进一步做药敏试验以指导临床治疗。经血(取6～8 mL月经第1天的经血)培养可避免刮宫术引起的结核扩散，但阳性率较子宫内膜细菌学检查低。一般主张同时进行组织学检查、细菌培养和动物接种，可提高阳性确诊率。本法有一定技术条件要求，而且需时较长，尚难推广使用。

3.X 线检查

(1)胸部 X 线摄片：必要时还可做胃肠系统和泌尿系统 X 线检查，以便发现其原发病灶。但许多患者在发现女性生殖器结核时其原发病灶往往已经愈合，而且不留痕迹，故 X 线片阴性并不能排除盆腔结核。

(2)腹部 X 线摄片：如显示孤立的钙化灶，提示曾有盆腔淋巴结结核。

(3)子宫输卵管造影检查：对女性生殖器结核的诊断有一定的价值。其显影特征：①子宫腔形态各不相同，可有不同程度的狭窄或变形，无刮宫或流产病史者边缘亦可呈锯齿状。②输卵管管腔有多发性狭窄，呈典型的串珠状或细小僵直状。③造影剂进入子宫壁间质、子宫旁淋巴管或血管时应考虑有子宫内膜结核。④输卵管壶腹部与峡部间有梗阻，并伴有碘油进入输卵管间质中的灌注缺损。⑤相当于输卵管、卵巢和盆腔淋巴结部位有多数散在粟粒状透亮斑点阴影，似钙化灶。子宫输卵管造影检查有可能将结核分枝杆菌或干酪样物质带入腹腔，甚至造成疾病扩散而危及生命，因此应严格掌握其适应证。输卵管有积脓或其他疾病时不宜行造影术。造影前后应给予抗结核药物，以防病情加重。造影适宜时间在月经结束后 2～3 天。

4.腹腔镜检查

腹腔镜检查在诊断女性早期盆腔结核上较其他方法更有价值。对于子宫内膜组织病理学和细菌学检查阴性的患者可行腹腔镜检查。镜下观察子宫和输卵管的浆膜面有无粟粒状结节，输卵管周围有无膜状粘连，以及输卵管卵巢有无肿块等，同时可取可疑病变组织做活检，并取后穹隆液体做结核分枝杆菌培养等。

5.聚合酶链反应检测

经血或组织中结核分枝杆菌特异的荧光聚合酶链反应定量测定可对疾病做出迅速诊断，但判断结果时要考虑病程。

6.血清 CA125 测定

晚期腹腔结核患者血清 CA125 明显升高。伴或不伴腹水的腹部肿块患者血清 CA125 异常升高也应考虑结核的可能，腹腔镜检查结合组织活检可明确诊断，以避免不必要的剖腹手术。血清 CA125 的检测还可用于监测抗结核治疗的疗效。

7.宫腔镜检查

宫腔镜检查可直接发现子宫内膜结核病灶，并可在直视下取活组织做病理检查。但有可能使结核扩散,且因结核破坏所致的子宫腔严重粘连和变形可妨碍观察效果,难以与外伤性子宫腔粘连鉴别,故不宜作为首选。若必须借助宫腔镜诊断,镜检前应排除有无活动性结核,并应进行抗结核治疗。宫腔镜下可见子宫内膜因炎症反应而充血发红,病灶呈黄白色或灰黄色。轻度病变为子宫内膜高低不平,表面可附着粟粒样白色小结节;重度病变为子宫内膜为结核破坏,致宫腔粘连,形态不规则,子宫腔内可充满杂乱、质脆的息肉状突起,瘢痕组织质硬,甚至形成石样钙化灶,难以扩张和分离。

8.其他检查

如结核菌素试验、血常规、红细胞沉降率和血中结核抗体检测等,但这些检查对病变部位无特异性,仅可作为参考诊断。

(六)治疗方案

1.一般治疗

增强身体抵抗力及免疫力对治疗有一定的帮助。活动性结核患者应卧床休息,至少休息3个月。当病情得到控制后,可从事部分较轻工作,但须注意劳逸结合,加强营养,适当参加体育活动,增强体质。

2.抗结核药物治疗

(1)常用的抗结核药物:理想的抗结核药物具有杀菌、灭菌或较强的抑菌作用,毒性低,不良反应小,不易产生耐药菌株,价格低,使用方便,药源充足;经口服或注射后药物能在血液中达到有效浓度,并能渗入吞噬细胞、腹膜腔或脑脊液内,起效迅速而持久。

目前,常用的抗结核药物分为4类:①对细胞内、外菌体效力相仿者,如利福平(RFP)、异烟肼(INH)、乙硫异烟胺和环丝氨酸等。②细胞外作用占优势者,如SM、卡那霉素、卷曲霉素和紫霉素等。③细胞内作用占优势者,如吡嗪酰胺(PZA)。④抑菌药物,如对氨基水杨酸钠(PAS)、乙胺丁醇(EMB)和氨硫脲等。

SM、INH和PAS为第一线药物,其他药物为第二线药物。临床上一般首先选用第一线药物,在第一线药物产生耐药菌株或因毒性反应患者不能耐受时则可换用1~2种第二线药物。

常用的抗结核药物:①INH具有杀菌力强、可以口服、不良反应小、价格低等优点。结核分枝杆菌对本药的敏感性易消失,故多与其他抗结核药物联合使用。其作用机制主要是抑制结核分枝杆菌DNA的合成,并阻碍细菌细胞壁的合成。口服后吸收快,渗入组织杀灭细胞内外代谢活跃或静止的结核分枝杆菌,局部病灶药物浓度也较高。剂量:成人口服1次0.1~0.3 g,1天0.2~0.6 g;静脉用药1次0.3～0.6 g，加入20～40 mL 5%葡萄糖注射液或等渗氯化钠注射液缓慢静脉注射；局部(子宫腔内、直肠子宫陷凹或炎性包块内)用药1次50～200 mg；也可1天1次0.3 g顿服或1周2次，1次0.6～0.8 g口服，以提高疗效并减少不良反应。本药常规剂量很少发生不良反应，大剂量或长期使用时可见周围神经炎、中枢神经系统中毒(兴奋或抑制)、肝脏损害(血清谷丙转氨酶水平升高)等。INH急性中毒时可用大剂量维生素B_6对抗。用药期间注意定期检查肝功能。肝功能不良、有精神病和癫痫史者慎用。本药可加强香豆素类抗凝药、某些抗癫痫药、降压药、抗胆碱药、三环抗抑郁药等的作用，合用时须注意。抗酸药尤其是氢氧化铝可抑制本药吸收，不宜同时服用。②RFP是广谱抗生素。其杀灭结核分枝杆菌的机制在于抑制菌体的RNA聚合酶的活性，阻碍mRNA合成。对细胞内、外代谢旺盛及偶尔繁殖的结核分枝杆菌均有作用，常与INH联合应用。剂量：成人每天1次，空腹口服0.45～0.60 g。本药不良反应轻微，除有胃肠道反应、流感综合征外，偶有短暂性肝功能损害。与INH、PAS联合使用可加强肝毒性。用药期间检查肝功能，肝功能不良者慎用。长期服用本药可降低口服避孕药的作用而导致避孕失败。服药后尿液、唾液、汗液等排泄物可呈橘红色。③SM为广谱氨基糖苷类抗生素，对结核分枝杆菌有杀菌作用。其作用机制在于干扰结核分枝杆菌的酶活性，阻碍蛋白合成。对细胞内的结核分枝杆菌作用较小。剂量：成人每天0.75～1.00 g，1次或分2次肌内注射，50岁以上或肾功能减退者用0.50～0.75 g。间歇疗法为每周2次，每次肌内注射1 g。本药毒副作用较大，主要为第Ⅷ对脑神经损害，表现为眩晕、耳鸣、耳聋等，严重者应及时停药；对肾脏有轻度损害，可引起蛋白尿和管型尿，一般停药后可恢复，肾功能严重减损者不宜使用；其他变态反应有皮疹、剥脱性皮炎和药物热等，过敏性休克较少见。单独用药易产生耐药性。④PZA能杀灭吞噬细胞内酸性环境中的结核分枝杆菌。剂量：35 mg/(kg·d)，分3～4次口服。不良反应偶见高尿酸血症、关节痛、胃肠不适和肝损害等。⑤EMB对结核分枝杆菌有抑制作用，与其他抗结核药物联用时可延缓细菌对其他药物产生耐药性。剂量：1次0.25 g，1天0.50～0.75 g，也可开始25 mg/(kg·d)，分2～3次口服，8周后减量为15 mg/(kg·d)，分2次口服；长期联合用药方案中，可1周2次，每次50 mg/kg。本药不良反应少，偶有胃肠不适。剂量过大或长期服用时可引起球后神经炎、视力减退、视野缩小和中心盲点等，一旦停药多能缓慢恢复。与RFP合用有加强视力损害的可能。糖尿病患者须在血糖控制的基础上使用，已发生糖尿病性眼底病变者慎用本药。⑥PAS为抑菌药物。其作用机制是在结核分枝杆菌叶酸的合成过程中与对氨苯甲酸竞争,影响结核分枝杆菌的代谢。与SM、INH或其他抗结核药物联用可延缓对其他药物发生耐药性。剂量:成人每天8~12 g,每次2~3 g口服;静脉用药每天4~12 g(从小剂量开始),以等渗氯化钠注射液或5%葡萄糖注射液溶解后避光静脉滴注,5小时内滴完,1个月后仍改为口服。不良反应有食欲减退、恶心、呕吐和腹泻等,饭后服用或与碳酸氢钠同服可减轻症状。本药忌与水杨酸类同服,以加重免胃肠道反应和导致胃溃疡。肝肾功能减退者慎用。本药能干扰RFP的吸收,两者联用时给药时间最好间隔6~8小时。

(2)用药方案:了解抗结核药物的作用机制并结合药物的不良反应是选择联合用药方案的重要依据。

长程标准方案:采用SM、INH和PAS三联治疗,疗程1.5~2.0年。治愈标准为病变吸收,处于稳定而不再复发。但因疗程长,部分患者由于症状消失而不再坚持正规用药导致治疗不彻底,常是诱发耐药变异菌株的原因。治疗方案为开始2个月每天用SM、INH和PAS,以后10个月用INH和PAS;或开始2个月用SM、INH和PAS,以后3个月每周用SM 2次,每天用INH和PAS,再以后7个月用INH和PAS。

短程方案:与长程标准方案对照,减少用药时间和药量同样可达到治愈效果。近年来倾向于短程方案,以达到疗效高、毒性低的目的。短程治疗要求:①必须含两种或两种以上杀菌剂。②INH和RFP为基础,并贯穿疗程始末。③不加抑菌剂,但EMB例外,有EMB时疗程应为9个月。治疗方案有前2个月每天口服SM、INH、RFP和PZA,然后每天用INH、RFP和EMB 4个月;或每天用SM、INH、RFP和PZA 2个月,然后6个月每周3次口服INH、RFP和EMB;或每天给予SM、INH和RFP 2个月,然后每周2次给予SM、INH和RFP 2个月,再每周2次给予SM、INH 5个月,每天给予SM、INH、RFP和PZA治疗2个月,以后4~6个月用氨硫脲和INH。

(3)抗结核药物用药原则:①早期用药。早期结核病灶中结核分枝杆菌代谢旺盛,局部血供丰富,药物易杀灭细菌。②联合用药。除预防性用药外,最好联合用药,其目的是取得各种药物的协同作用,并降低耐药性。③不宜同时给予作用机制相同的药物。④选择对细胞内和细胞外均起作用的药物,如INH、RFP、EMB。⑤使用不受结核分枝杆菌所处环境影响的药物,如SM在碱性环境中起作用,在酸性环境中不起作用;PZA则在酸性环境中起作用。⑥须考虑抗结核药物对同一脏器的不良影响,如RFP、INH、乙硫异烟胺等对肝功能均有影响,联合使用时应注意检测血清谷丙转氨酶水平。⑦规则用药。中断用药是治疗失败的主要原因，可使细菌不能被彻底消灭，疾病反复发作，患者出现耐药。⑧适量用药。剂量过大会增加不良反应，剂量过小则达不到治疗效果。⑨全程用药。疗程的长短与疾病复发率密切相关，坚持合理的全程用药，可降低复发率。⑩宜选用杀菌力强、安全性高的药物，如 INH、RFP 的杀菌作用不受各种条件影响，疗效高；SM、PZA 的杀菌作用受结核分枝杆菌所在环境影响，疗效较差。

3.免疫治疗

结核病病程中可引起 T 细胞介导的免疫应答，也有Ⅰ型超敏反应。结核病患者处于免疫紊乱状态，细胞免疫功能低下，而体液免疫功能增强，出现免疫功能严重失调，对抗结核药物的治疗反应迟钝，往往单纯抗结核药物治疗疗效不佳。辅助免疫调节剂可及时调整人体的细胞免疫功能，提高治愈率，减少复发率。常用的结核免疫调节剂有以下几种。

(1)卡提素(PNS)：PNS 是卡介苗的菌体热酚乙醇提取物，含卡介菌多糖核酸等 10 种免疫活性成分，具有提高细胞免疫功能及巨噬细胞功能、使 T 细胞功能恢复、提高 H_2O_2 的释放及自然杀伤细胞杀菌功能的作用。用法：常用 PNS 1 mg肌内注射，每周 2 次。与 INH、SM、RFP 并用作为短程化疗治疗初活动性肺结核。

(2)母牛结核分枝杆菌菌苗：其作用机制一是提高巨噬细胞产生 NO 和 H_2O_2 的水平杀灭结核分枝杆菌，二是抑制变态反应。每 3～4 周深部肌内注射 1 次，每次用量为 0.1～0.5 mg，共用 6 次，并联合抗结核药物治疗初始和难治性肺结核，可缩短初治肺结核的疗程，提高难治性结核病的治疗效果。

(3)左旋咪唑(LMS)：主要通过激活免疫活性细胞，促进淋巴细胞转化产生更多的活性物质，增强单核-吞噬细胞系统的吞噬能力，故对结核病患者治疗有利，但对正常机体影响并不显著。LMS 作为免疫调节剂治疗某些难治性疾病已被临床日益重视。LMS 一般联合抗结核药物辅助治疗初始肺结核。用法：150 mg/d，每周连服 3 天，同时每天给予抗结核治疗，疗程 3 个月。

(4)γ-干扰素：可使巨噬细胞活化产生 NO，从而抑制或杀灭结核分枝杆菌。常规抗结核药物无效的结核患者在加用 γ-IFN 后可以缓解临床症状。25～50 $\mu g/m^2$，皮下注射，每周 2 次或 3 次。作为辅助药物治疗难治性播散性分枝杆菌感染的用量为 50～100 $\mu g/m^2$，每周至少 3 次。不良反应有发热、寒战、疲劳、头痛，但反应温和而少见。

4.耐药性结核病的治疗

耐药发生的结果必然是近期治疗失败或远期复发。一般结核分枝杆菌对 SM、卡那霉素、紫霉素有单相交叉耐药性，即 SM 耐药的结核分枝杆菌对卡那霉素和紫霉素敏感，对卡那霉素耐药者对 SM 也耐药，但对紫霉素敏感，对紫霉素耐药者则对 SM、卡那霉素均耐药。临床上应按 SM、卡那霉素、紫霉素的顺序给药。

初治患者原始耐药不常见，一般低于2%，主要是对INH和/或SM耐药，而对RFP、PZA或EMB耐药者很少见。用药前最好做细菌培养和药敏试验，以便根据结果调整治疗方案，要保证至少2种药物敏感。如果患者为原发耐药，必须延长治疗时间，才能达到治疗目的。怀疑对INH和/或SM有原发耐药时，强化阶段应选择INH、RFP、PZA和EMB，巩固阶段则用RFP和EMB治疗。继发耐药是最大也是最难处理的耐药形式，一般是由于药物联合使用不当、药物剂量不足、用药不规则、中断治疗或过早停药等原因引起。疑有继发耐药时，选用化疗方案前一定要做细菌培养和药敏试验。如果对INH、RFP、PZA和EMB等多药耐药，强化阶段应选用4～5种对细菌敏感的药物，巩固阶段至少用3种药物，总疗程为24个月。为防止出现进一步耐药，必须执行短程化疗法。

5.手术治疗

(1)手术适应证：①输卵管卵巢脓肿经药物治疗后症状减退，但肿块未消失，患者自觉症状反复发作。②药物治疗无效，形成结核性脓肿者。③已形成较大的包裹性积液。④子宫内膜广泛破坏，抗结核药物治疗无效。⑤结核性腹膜炎合并腹水者，手术治疗联合药物治疗有利于腹膜结核的痊愈。

(2)手术方法：手术范围应根据年龄和病灶范围决定。由于患者多为生育年龄女性，必须手术治疗时也应考虑保留患者的卵巢功能。如患者要求保留月经来潮，可根据子宫内膜结核病灶已愈的情况予以保留子宫。对于输卵管和卵巢已形成较大的包块并无法分离者可行子宫附件切除术。盆腔结核导致的粘连多，且极为广泛和致密，以致手术分离困难，若勉强进行可造成不必要的损伤，手术者应及时停止手术，术后抗结核治疗3～6个月，必要时进行二次手术。

(3)手术前后和手术时用药：一般患者在术前已用过1个疗程的化疗。如行子宫双侧附件切除者，除有其他脏器结核尚须继续正规药物治疗外，一般术后只须再予以药物治疗1个月左右即可。如果术前诊断未明确，术中发现结核病变，清除病灶引流通畅，术中可予4～5 g SM腹腔灌注，术后给予正规抗结核治疗。

(七)预防女性生殖器结核

原发病灶以肺最常见，预防措施与肺结核相同。加强防痨的宣传教育，增加营养，增强体质。加强儿童保健，防痨组织规定体重在2 200 g以上的新生儿出生24小时后即可接种卡介苗；体重不足2 200 g或出生后未接种卡介苗者，3个月内可补种；出生3个月后的婴儿须先做结核菌素试验，阴性者可给予接种。青春期少女结核菌素试验阴性者应行卡介苗接种。

女性生殖器结核患者的阴道分泌物和经血内可有结核分枝杆菌存在，应加强隔离，避免传染给接触者。

第三章
女性生殖系统内分泌疾病

第一节 痛 经

痛经是指伴随着月经的疼痛。疼痛可以出现在行经前后或月经期，主要集中在下腹部，常呈痉挛性，通常还伴有其他症状，包括腰腿痛、头痛、头晕、乏力、恶心、呕吐、腹泻、腹胀等。痛经是育龄期女性常见的疾病，发病率很高，文献报道发病率为 30%～80%，每个人的疼痛阈值差异及临床上缺乏客观的评价指标使得人们对确切的发病率难以评估。我国 1980 年全国抽样调查结果表明：痛经发病率为 33.19%，其中原发性痛经占 36.06%，其余为继发性痛经。不同年龄段痛经发病率不同，初潮时发病率较低，随后逐渐升高，16～18 岁达顶峰，30～35 岁时下降，生育期稳定在 40%左右，以后更低，50 岁时为 20%左右。

痛经分为原发性痛经和继发性痛经 2 种。原发性痛经是指不伴有其他明显盆腔疾病的单纯功能性痛经；继发性痛经是指因盆腔器质性疾病导致的痛经。

一、原发性痛经

青春期和年轻成年女性的痛经大多数是原发性痛经，是功能性的，与正常排卵有关，没有盆腔疾病；但有大约 10%的严重痛经患者可能会查出有盆腔疾病，如子宫内膜异位症或先天性生殖道发育异常。原发性痛经的发病原因和机制尚不完全清楚，研究发现原发性痛经发作时有子宫收缩异常，而造成收缩异常的原因有局部前列腺素(PG)、白三烯类物质、血管升压素、催产素的水平增高等。

(一)病因和病理生理

1.子宫收缩异常

正常月经期子宫的基础张力<1.3 kPa，宫缩时可达 16.0 kPa，收缩频率为

3～4 次/分。痛经时子宫腔的基础压力提高，收缩频率增高且不协调。因此，原发性痛经可能是由子宫肌肉活动增强、过度收缩所致。

2.PG 的合成和释放过多

子宫内膜是合成 PG 的主要场所，子宫合成和释放 PG 过多可能是导致痛经的主要原因。PG 的增多不仅可以刺激子宫肌肉过度收缩，导致子宫缺血，并且使神经末梢对痛觉刺激敏感化，使痛觉阈值降低。

3.血管紧张素和催产素水平过高

原发性痛经患者体内的血管紧张素水平增高。血管紧张素可以引起子宫肌层和血管平滑肌收缩加强，因此，被认为是引起痛经的一个重要因素。催产素是引起痛经的另一个原因，临床上应用催产素拮抗剂可以缓解痛经。

4.其他因素

主要是精神因素，紧张、压抑、焦虑、抑郁等都会影响患者对疼痛的反应和主观感受。

（二）临床表现

原发性痛经主要发生在年轻女性身上，初潮或初潮后数月开始，疼痛发生在月经来潮前或来潮后，在月经期的 48～72 小时持续存在，疼痛呈痉挛性，集中在下腹部。患者有时伴有腰痛，严重时伴有恶心、呕吐、面色苍白、出冷汗等，影响日常生活和工作。

（三）诊断与鉴别诊断

诊断原发性痛经，首先要排除盆腔器质性疾病的存在。全面采集病史，进行全面的体格检查，必要时结合辅助检查，如 B 超、腹腔镜、宫腔镜、子宫输卵管造影等，排除盆腔器质性疾病。鉴别诊断主要排除子宫内膜异位症、子宫腺肌症、盆腔炎等疾病引起的继发性痛经，还要与慢性盆腔痛相区别。

（四）治疗

1.一般治疗

对痛经患者，尤其是青春期少女，必须进行有关月经的生理知识教育，消除其对月经的心理恐惧。痛经时可卧床休息，热敷下腹部，还可服用非特异性的止痛药。研究表明，对痛经患者施行精神心理干预可以有效减轻症状。

2.药物治疗

（1）PG 合成酶抑制剂：非甾体抗炎药是 PG 合成酶抑制剂，通过阻断环氧化酶通路，抑制 PG 合成，使子宫张力和收缩力下降，达到止痛的效果。有效率为

60%～90%，服用方法简单，不良反应小，还可以缓解其他相关症状，如恶心、呕吐、头痛、腹泻等。用法：一般于月经来潮、痛经出现前开始服用，连续服用 2～3 天，因为 PG 在月经来潮的最初 48 小时释放最多，连续服药的目的是减少 PG 的合成和释放。因此，疼痛时临时间断给药效果不佳，难以控制疼痛。

常用于治疗痛经的非甾体类药物及剂量见表 3-1。

表 3-1　常用治疗痛经的非甾体类止痛药

药物	剂量
甲芬那酸	首次 500 mg，250 mg/6 小时
氟芬那酸	100～200 mg/6～8 小时
吲哚美辛（消炎痛）	25～50 mg/6～8 小时
布洛芬	200～400 mg/6 小时
酮洛芬	50 mg/8 小时
芬必得	300 mg/12 小时

布洛芬和酮洛芬的血药浓度 30～60 分钟达到峰值，起效很快。吲哚美辛对胃肠道刺激较大，容易引起消化道大出血，不建议作为治疗痛经的一线药物。

(2)避孕药具：短效口服避孕药和含左炔诺孕酮的宫内节育器适用于需要采用避孕措施的痛经患者，可以有效地治疗原发性痛经。口服避孕药可以使 50% 的患者疼痛完全缓解，40%明显减轻。含左炔诺孕酮的宫内节育器对痛经缓解的有效率也高达 90%左右。避孕药的主要作用是抑制子宫内膜生长、抑制排卵、降低 PG 和血管升压素的水平。各类雌、孕激素的复合避孕药均可以减少痛经的发生，它们减轻痛经的程度无显著差异。

(3)中药治疗：中医认为，痛经是由气血运行不畅引起，因此一般以通调气血为主。治疗原发性痛经一般用当归、川芎、茯苓、白术、泽泻等组成的当归芍药散，效果明显。

3.手术治疗

以往对原发性痛经药物治疗无效的顽固性患者，可以采用骶前神经节切除术，效果良好，但有一定的并发症。近年来，主要用子宫神经部分切除术。对无生育要求者，可进行子宫切除术。

二、继发性痛经

继发性痛经是指与盆腔器质性疾病有关的周期性疼痛，常在初潮后数年发生。

(一)病因

有许多妇科疾病可能引起继发性痛经,包括以下疾病。

1.典型周期性痛经的原因

处女膜闭锁、阴道横隔、子宫颈狭窄、子宫异常(先天畸形、双角子宫)、子宫腔粘连(Asherman 综合征)、子宫内膜息肉、子宫平滑肌瘤、子宫腺肌病、盆腔淤血综合征、子宫内膜异位症、宫内节育器等。

2.不典型的周期性痛经的原因

子宫内膜异位症、子宫腺肌病、卵巢残余综合征、慢性功能性囊肿形成、慢性盆腔炎等。

(二)病理生理

研究表明,子宫内膜异位症和子宫腺肌病患者体内产生过多的 PG,可能是痛经的主要原因之一。PG 合成酶抑制剂可以缓解该类疾病的痛经症状。环氧化酶是 PG 合成的限速酶,在子宫内膜异位症和子宫腺肌病患者体内表达量过度增高。这些均说明 PG 合成代谢异常与继发性痛经有关。

宫内节育器的不良反应主要是月经过多和继发痛经,其痛经的主要原因可能是子宫的局部损伤和宫内节育器局部白细胞浸润导致的 PG 合成增加。

(三)临床表现

痛经一般发生在初潮后数年,生育年龄女性较多见。疼痛多发生在月经来潮之前,月经前半期达到高峰,此后逐渐减轻,直到本次月经结束。继发性痛经症状常有不同,伴有腹胀、下腹坠痛、肛门坠痛等。但子宫内膜异位症的痛经也有可能发生在初潮后不久。

(四)诊断和鉴别诊断

诊断继发性痛经,除了详细询问患者病史外,主要通过盆腔检查、相关的辅助检查(如 B 超、腹腔镜、宫腔镜检查)及生化指标的化验等,找出相应的病因。

(五)治疗

继发性痛经的治疗主要是针对病因进行治疗。

第二节　闭　　经

一、原发性闭经的病因诊断

(一)第一步

(1)青春期征象可包括乳房发育、生长突增、腋毛和阴毛生长、月经初潮等。缺乏青春期发育征象提示卵巢或垂体功能衰竭或某种染色体异常。

(2)青春期延迟或缺乏的家族史提示可能是一种遗传性疾病。

(3)身材矮小提示 Turner 综合征或下丘脑-垂体疾病。

(4)健康状况差可能是下丘脑-垂体疾病的一种表现。下丘脑-垂体疾病的其他症状包括头痛、视野缺损、疲劳、多尿或烦渴。

(5)高雄激素体征提示多囊卵巢综合征、分泌雄激素的卵巢、肾上腺肿瘤或含有 Y 染色体成分。

(6)应激、体重下降、节制饮食、减肥和过度运动或疾病,提示可能是下丘脑性闭经。

(7)海洛因和美沙酮可以改变下丘脑促性腺激素释放。

(8)泌乳提示催乳素(PRL)分泌过多;一些药物,包括甲氧氯普胺和地西泮,可使血清中 PRL 浓度升高导致泌乳。

(二)第二步

(1)青春期发育和生长曲线图的评估:包括身高、体重和臂长(正常成人的臂长与身高相差<5 cm)。

(2)乳房发育参照 Tanner 分期法。

(3)生殖道检查:包括阴蒂大小、阴毛发育、处女膜的完整性、阴道的长度(探针探入)及是否存在子宫颈和子宫(肛诊)。可借助盆腔超声检查了解子宫和卵巢发育情况。

(4)检查皮肤有无多毛、痤疮及皮纹、色素沉着和白癜风。

(5)Turner 综合征的典型表现是肘外翻、发际偏低、蹼颈、盾状胸和乳头间距偏宽。

(三)第三步

如果体格检查时不能明确有明显的阴道或子宫,则须行盆腔超声检查证实有无卵巢、子宫和阴道。在有周期性腹痛的患者中,超声能有效地检出子宫颈和阴道通路梗阻的部位。

1.子宫缺如

(1)如果子宫缺如,检查应包括核型和血清睾酮。这些检查能区分米勒管发育异常(46,XX 核型,正常血清睾酮水平)和雄激素不敏感综合征(46,XY 核型,正常男性血清睾酮水平)。

(2)5α-还原酶缺乏症也有 46,XY 核型和正常男性血清睾酮水平,但与雄激素不敏感综合征有女性表现相反,5α-还原酶缺乏症患者在青春期一开始就表现为明显的男性化征象,性毛呈男性化分布、肌肉增粗和声音低沉。

(3)需要注意的是,如果一直没有雌激素的作用,子宫从未开始发育,可能表现为非常小的始基子宫状态,甚至在超声下不能辨别。而实际上,这只是子宫未发育的状态,一旦有了雌激素,将可以正常发育,也可以有子宫内膜剥脱出血。

2.有子宫

有正常的阴道和子宫者,应测定促卵泡生成素(FSH)、PRL 和促甲状腺激素(TSH)。

(1)血清 FSH 浓度升高提示卵巢功能衰竭。患者须行染色体核型检查明确有无 X 染色体的完全或部分缺失(Turner 综合征)或 Y 染色质存在。含 Y 染色质是发生性腺肿瘤的高危因素,必须切除性腺。

(2)血清黄体生成素(LH)浓度低下或正常者提示功能性下丘脑性闭经、先天性促性腺激素释放激素(GnRH)缺乏,或其他下丘脑-垂体病变。低促性腺激素性性腺功能低下,须行头颅 MRI 来明确有无下丘脑或垂体疾病。

(3)测定血清 PRL 和 TSH,特别是有泌乳症状时。

(4)如果有多毛征象,应测定血清睾酮水平和硫酸脱氢表雄酮(DHEA-S)来评估有无分泌雄激素的肿瘤。

(5)如合并高血压,应查血明确 17α-羟化酶缺乏症。该病特点是血清孕酮升高和去氧皮质酮升高,而血清 17α-羟孕酮降低。

二、继发性闭经的病因诊断

(一)第一步

排除妊娠:首先应行妊娠试验,测定血清 β-HCG 是最敏感的试验。

(二)第二步

(1)应询问患者有无新近的应激、体重、饮食或运动习惯的改变或疾病,这些原因可导致下丘脑性闭经。

(2)应询问患者有无使用某些引起闭经的药物、有无导致下丘脑闭经的全身性疾病、开始使用或停用口服避孕药、有无服用雄激素样作用的制剂或大剂量的孕激素制剂和抗精神病药物。

(3)头痛、视野缺损、疲劳、多尿及烦渴均提示下丘脑-垂体病变。

(4)雌激素缺乏的症状包括潮热、阴道干燥、睡眠差和性欲减退。

(5)泌乳提示高催乳素血症。多毛、痤疮和不规则的月经史提示高雄激素血症。

(6)有导致子宫内膜层损伤的病史,如产科出血子宫腔操作史、刮宫术、子宫内膜炎及其特殊性炎症(子宫内膜结核),均可引起子宫内膜损伤及瘢痕形成(Asherman综合征)。

(三)第三步

测量患者身高、体重,注意有无其他疾病的症状和恶病质的临床依据;检查皮肤、乳房和生殖器评估雌激素水平及有无溢乳;检查皮肤了解有无多毛、痤疮、皮纹、黑棘皮病、白癜风、增厚或菲薄及瘀斑。

(四)第四步

测定血清β-HCG排除妊娠,实验室检查还包括测定血清PRL、TSH和FSH以排除高催乳素血症、甲状腺疾病和卵巢功能衰竭(血清FSH升高)。如患者有多毛、痤疮或月经不规则,应测定血清DHEA-S和睾酮。

1.高催乳素血症

PRL的分泌可因紧张或进食暂时性升高。因此,在行颅脑影像学检查以前,至少测定2次血清的PRL,尤其对于PRL轻度升高患者。由于甲状腺功能减退可引起高催乳素血症,因此,应测定TSH、FT_4筛查甲状腺疾病。

2.血清PRL升高

证实有血清PRL明显升高的女性,应行颅脑MRI检查,除非确实已找到能明确解释的原因(如抗精神病药物的应用)。影像学检查应排除下丘脑或垂体肿瘤。

3.血清FSH升高

血清FSH明显升高提示卵巢功能衰竭。应每月随机测定血清FSH1次,共测3次以确诊。25岁以下的高促性腺激素性闭经应行染色体核型检查。

4.血清雄激素升高

血清雄激素升高提示多囊卵巢综合征或分泌雄激素的卵巢或肾上腺肿瘤。

明确有无肿瘤的进一步检查包括测定24小时尿皮质醇、17-酮类固醇及静脉注射促肾上腺皮质激素后测17-羟孕酮或地塞米松抑制试验。17-酮类固醇、DHEA-S或17-羟孕酮升高提示过多雄激素来源于肾上腺。

5.促性腺激素正常或低而其他所有试验正常

(1)在闭经女性中,这是最常见的实验室结果中的一种。过度运动或减肥使患者体重下降10%以上可引起下丘脑性闭经,患者血清FSH正常或低落。在低促性腺激素性性腺功能减退中,有视野缺损或头痛症状者,有指征行头颅MRI检查。如果闭经刚发病者有能容易被解释的原因(如体重减轻、过度运动),而且没有其他疾病的症状,则没有必要行进一步检查。

(2)血清转铁蛋白饱和度升高提示血色素沉着病,血清血管紧张素转换酶活性增高提示肉样瘤病,空腹血糖升高或血红蛋白A1c升高提示糖尿病。

6.血清PRL、FSH正常,闭经前有子宫器械操作史

(1)诊断Asherman综合征:测基础体温双相而无周期性月经者,可诊断为该综合征;或行孕激素撤退试验:甲羟孕酮10 mg/d×10天,若有撤药流血,可排除月经血流出通道的疾病。若无撤药流血,应给予雌、孕激素制剂。

(2)雌、孕激素联合口服:戊酸雌二醇或17β-雌二醇激素2 mg/d×35天,甲羟孕酮10 mg/d×10天(第26~35天),若没有撤药流血则强烈提示有子宫内膜瘢痕存在,应行子宫输卵管造影检查或行宫腔镜检查来确诊Asherman综合征。

三、治疗原则

(一)病因治疗

部分患者去除病因后可恢复月经,如神经精神应激起因的患者应进行精神心理疏导;低体重或因节制饮食消瘦致闭经者应调整饮食、加强营养;运动性闭经者应适当减少运动量及训练强度。对下丘脑(颅咽管肿瘤)、垂体肿瘤(不包括分泌PRL的肿瘤)及卵巢肿瘤者应手术去除肿瘤;含Y染色体的高促性腺激素性闭经,其性腺具有恶性潜能,应尽快行性腺切除术;因生殖道畸形致月经血引流障碍而引起的闭经,应手术矫正使经月血流出畅通。

(二)雌激素替代和/或孕激素治疗

对青春期性幼稚及成人低雌激素血症应采用雌激素治疗,用药原则:对青春期性幼稚闭经患者,在身高尚未达到预期身高时,起始剂量应从小剂量开始,如17β-雌二醇或戊酸雌二醇0.5 mg/d;在身高达到预期身高后,应增加剂量,如17β-雌二醇或戊酸雌二醇1~2 mg/d促进第二性征进一步发育;待子宫发育后,

根据子宫内膜增殖程度可定期加用孕激素。成人低雌激素血症：17β-雌二醇或戊酸雌二醇 1～2 mg/d 可以促进和维持全身健康和第二性征发育，同样根据子宫内膜增殖的程度可定期加用孕激素。

青春期女孩孕激素的周期疗法建议用天然孕激素或接近天然孕激素，如地屈孕酮和微粒化孕激素，有利于生殖轴功能的恢复。对有内源性雌激素水平的闭经患者，应定期采用孕激素，使子宫内膜定期脱落。

（三）针对疾病病理生理紊乱的内分泌治疗

根据闭经的病因及其病理生理机制，采用针对性内分泌药物治疗以纠正体内紊乱的激素水平，而达到治疗目的。如先天性肾上腺皮质增生症患者应采用糖皮质激素长期治疗；高催乳素血症引起的不孕患者，可首选多巴胺受体激动剂——溴隐亭；对于多囊卵巢综合征合并胰岛素抵抗的患者可选用胰岛素增敏剂——二甲双胍；甲状腺功能亢进或低下的患者须在内分泌医师指导下采用药物纠正甲状腺功能异常。

（四）诱发排卵

对于有生育要求的闭经患者促孕治疗之前应先对男女双方进行检查，确认和尽量纠正可能引起受孕失败的危险因素，如肥胖、高催乳素血症、甲状腺功能异常、胰岛素抵抗等。很多闭经患者在采用针对疾病病理生理紊乱的药物治疗后可恢复自发排卵。若在体内紊乱的激素水平改善后仍未排卵者，可用药物诱发排卵，如氯米芬、来曲唑及促性腺激素。

对于低促性腺激素性闭经患者，在采用雌激素治疗促进生殖器发育、子宫内膜已获得对雌激素的反应后，可采用人尿促性腺激素联合 HCG 促进卵泡发育及诱发排卵，由于可能导致卵巢过度刺激综合征，严重者可危及生命，故使用促性腺激素诱发排卵必须由有经验的医师在有 B 超和激素水平监测的条件下用药；对于 FSH 和 PRL 正常的闭经患者，由于患者体内有一定内源性雌激素，可首选氯米芬作为促排卵药物治疗；对于 FSH 升高的闭经患者，由于其卵巢功能衰竭，不建议采用促排卵药物治疗。

（五）辅助生育的治疗

对于有生育要求、诱发排卵后未成功妊娠或合并输卵管问题的闭经患者或男方因素不孕者可采用辅助生殖技术治疗。

第三节 性 早 熟

一、性早熟的发生机制和分类

对女孩来说，8 岁之前出现第二性征就称为性早熟。根据发病机制，性早熟可分为 GnRH 依赖性性早熟和非 GnRH 依赖性性早熟两大类。

（一）正常的青春期启动机制

了解正常的青春期启动机制是理解性早熟发生机制的基础。正常女孩的青春期启动发生在 8 岁以后，临床上表现为 8 岁以后开始发育第二性征。性早熟患儿在 8 岁前就出现青春期启动。

正常青春期启动是由 2 个生理过程组成，它们分别被称为性腺功能初现和肾上腺皮质功能初现。女性性腺功能初现是指青春期下丘脑-垂体-卵巢轴（H-P-O 轴）被激活，卵巢内有卵泡的发育，卵巢类固醇激素分泌显著增加，临床上表现为乳房发育和月经初潮。肾上腺皮质功能初现是指肾上腺皮质雄激素分泌显著增加，临床上主要表现为血脱氢表雄酮（DHEA）和 DHEA-S 水平升高及阴毛出现，青春期阴毛出现称为阴毛初现。目前认为，性腺功能初现和肾上腺功能初现是 2 个独立的过程，两者之间不存在因果关系。对女性来讲，青春期启动主要是指卵巢功能被激活。

青春期出现的最主要的生理变化是第二性征发育和体格生长加速。女性第二性征的发育表现为乳房发育、阴毛生长和外阴发育。乳房是雌激素的靶器官，乳房发育反映的是卵巢的内分泌功能，Tanner 把青春期乳房发育分成 5 期（表 3-2）。阴毛生长是肾上腺皮质分泌的雄激素作用的结果，因此反映的是肾上腺皮质功能初现，Tanner 把青春期阴毛发育也分成 5 期。Tanner 2 期为青春期启动的标志。一般来说，肾上腺皮质功能初现的时间较性腺功能初现的时间早，月经初潮往往出现在乳房开始发育后的 2～3 年。

表 3-2 女孩青春发育分期（Tanner 分期）

女性	乳房发育	阴毛发育	同时的变化
1 期	青春前	无阴毛	
2 期	有乳核可触及，乳晕稍大	有浅黑色阴毛稀疏地分布在大阴唇	生长速度开始增快

续表

女性	乳房发育	阴毛发育	同时的变化
3 期	乳房和乳晕继续增大	阴毛扩展到阴阜部	生长速度达高峰,阴道黏膜增厚、角化,出现腋毛
4 期	乳晕第二次凸出于乳房	类似成人,但范围小,阴毛稀疏	月经初潮(在 3 期或 4 期时)
5 期	成人型	成人型	骨骺闭合,生长停止

青春期体格生长加速又称为生长突增,女孩青春期生长突增发生的时间与卵巢功能初现发生的时间一致,临床上表现为生长突增发生在乳房开始发育的时候。青春期启动前女孩身高生长速度约为每年 5 cm,生长突增时可达 9~10 cm。生长突增时间持续 2~3 年,初潮后生长速度明显减慢,整个青春期女孩身高可增加 25 cm。

(二)性早熟的发生机制及病因分类

GnRH 依赖性性早熟又称为真性性早熟或中枢性性早熟(central precocious puberty,CPP),是由 H-P-O 轴提前激活引起的。其中未发现器质性病变的 GnRH 依赖性性早熟,称为特发性GnRH依赖性性早熟。非 GnRH 依赖性性早熟又称为假性性早熟或外周性性早熟,该类性早熟不是由 H-P-O 轴功能启动引起的,患者体内性激素水平的升高与下丘脑 GnRH 的作用无关。所谓同性性早熟是指提前出现的第二性征与患者的性别一致,如女性提前出现乳房发育等女性第二性征。异性性早熟是指提前出现的第二性征与其性别相反或不一致,如女性提前出现男性的第二性征。不完全性性早熟又称为部分性性早熟。单纯乳房早发育可以认为是正常的变异,其中一部分可以发展为 CPP,因此需要长期随访。单纯性阴毛早现是由肾上腺皮质功能早现引起的,多数单纯的月经初潮早现与分泌雌激素的卵巢囊肿自然消退有关。

1.GnRH 依赖性性早熟

(1)特发性性早熟。

(2)中枢性神经系统异常。①先天性:如下丘脑错构瘤、蛛网膜囊肿等;②获得性:化疗、放疗、炎症、外伤、手术等;③肿瘤。

(3)原发性甲状腺功能减退。

2.非 GnRH 依赖性性早熟

(1)女性同性性早熟:①McCune-Albright 综合征;②自律性卵泡囊肿;③分

泌雌激素的卵巢肿瘤;④分泌雌激素的肾上腺皮质肿瘤;⑤异位分泌促性腺激素的肿瘤;⑥外源性雌激素。

(2)女性异性性早熟:①先天性肾上腺皮质增生症;②分泌雄激素的卵巢肿瘤;③分泌雄激素的肾上腺皮质肿瘤;④外源性雄激素。

3.不完全性性早熟

(1)单纯性乳房早发育。

(2)单纯性阴毛早现。

(3)单纯性月经初潮早现。

McCune-Albright综合征是一种少见的G蛋白病,临床上以性早熟、多发性骨纤维异常增殖及皮肤斑片状色素沉着为最常见的症状。病因是胚胎形成过程中的鸟嘌呤核苷酸结合蛋白(G蛋白)α亚基(Gsα)基因发生突变,使α亚基的GTP酶活性增加,引起腺苷酸环化酶活性持续被激活,导致cAMP水平升高,最后出现卵巢雌激素分泌。McCune-Albright综合征是一种典型的假性性早熟,它还可以有其他内分泌异常:结节性甲状腺增生伴甲状腺功能亢进、甲状旁腺腺瘤、多发性垂体瘤伴巨人症或高催乳素血症、肾上腺结节伴库欣综合征等。

原发性甲状腺功能减退引起性早熟的机制与促甲状腺激素释放激素(TRH)有关。一般认为,TRH水平升高时不仅使TSH和PRL分泌增加,也可使FSH和LH分泌增加,这可能是原发性甲状腺功能减退引起性早熟的原因。有学者认为,原发性甲状腺功能减退引起性早熟的机制与过多的TSH和FSH受体结合导致雌激素分泌增多有关。

(三)诊断及鉴别诊断

8岁之前出现第二性征就可以诊断为性早熟。为区别性早熟的类型和病因,临床上要做一系列辅助检查。

1.骨龄测定

骨龄超过实际年龄1年或1年以上就视为提前发育,是判断骨质成熟度最简单的指标。

2.超声检查

超声检查可了解子宫和卵巢的情况。卵巢功能启动的标志是卵巢容积>1 mL,并有多个直径>4 mm的卵泡。另外,盆腔超声可鉴别卵巢肿瘤,肾上腺超声可鉴别肾上腺肿瘤。

3.颅脑MRI检查

对6岁以下的女性性早熟者应常规做颅脑MRI检查,目的是排除中枢神经系统病变。

4.激素测定

性早熟患儿体内的雌激素水平明显升高,升高程度与 Tanner 分期相关。另外,肿瘤患者体内的雌激素水平异常升高,21-羟化酶患者体内的睾酮水平常≥6.24 mmol/L,17-羟孕酮水平超过正常水平的数十倍或数百倍。

非 GnRH 依赖性性早熟患者体内的促性腺激素水平通常不升高,但异位分泌促性腺激素的肿瘤患者例外。从理论上讲,GnRH 依赖性性早熟患者体内的促性腺激素水平升高,但临床上测定时却可能发现 GnRH 依赖性性早熟患者体内的促性腺激素水平并无升高。这与青春期启动早期,促性腺激素分泌存在昼夜差别有关,在青春期早期,促性腺激素分泌增加只出现在晚上,因此,白天测定出来的促性腺激素水平并无增加。

测定甲状腺功能对鉴别甲状腺功能减退是必要的。

5.GnRH 兴奋试验

该试验是鉴别 GnRH 依赖性性早熟和非 GnRH 依赖性性早熟的重要方法:GnRH 50～100 μg 或 2.5～3.0 μg/kg 静脉注射,于 0 分钟、30 分钟、60 分钟和 90 分钟分别采集血样,测定血清 FSH 和 LH 浓度。如果 LH 峰值>12 U/L,且 LH 峰值/FSH 峰值>1,则考虑诊断为 GnRH 依赖性性早熟。

(四)性早熟的处理原则

性早熟的处理原则是去除病因、抑制第二性征发育、减少不良心理影响、改善最终身高。对由中枢神经系统病变引起的 GnRH 依赖性性早熟,有手术指征者给予手术治疗,无手术指征者的治疗原则同特发性 GnRH 依赖性性早熟。特发性 GnRH 依赖性性早熟主要使用 GnRH 类似物(如 GnRH-a)治疗,目的是改善成年身高,防止性早熟和月经初潮早现带来的心理问题。甲状腺功能减退者须补充甲状腺激素。

二、特发性 GnRH 依赖性性早熟的治疗

特发性 GnRH 依赖性性早熟的治疗目的是阻止第二性征发育,使已发育的第二性征消退;抑制骨骺愈合,提高成年身高;消除不良心理影响,避免过早性交。目前,临床上常用的药物有孕激素、GnRH 类似物、达那唑和生长激素等,首选 GnRH 类似物。

(一)孕激素

用于治疗特发性 GnRH 依赖性性早熟的孕激素有甲羟孕酮、甲地孕酮和环

丙孕酮。

1.甲羟孕酮

主要作用机制是通过抑制下丘脑-垂体轴抑制促性腺激素的释放，另外，甲羟孕酮还可以直接抑制卵巢类固醇激素的合成，可使用口服或肌内注射给药。口服剂量为10～40 mg/d；肌内注射剂量为100～200 mg/m^2，每周1次或每2周1次。临床上多选口服制剂。

长期大量使用甲羟孕酮的主要不良反应：①皮质醇样作用，能抑制促肾上腺皮质激素和糖皮质激素的分泌。②增加食欲，使体重增加。③可引起高血压和库欣综合征样表现。

2.甲地孕酮

其作用机制和不良反应与甲羟孕酮相似。用法：甲地孕酮 10～20 mg/d 口服。

3.环丙孕酮

环丙孕酮有抗促性腺激素作用和孕激素活性，作用机制和不良反应与甲羟孕酮相似。环丙孕酮最大的特点是有抗雄激素作用。用法：每天 70～100 mg/m^2 口服。

由于孕激素无法减缓骨龄增加速度，因此对改善最终身高没有益处。另外，许多患儿不能耐受长期大量使用孕激素。目前，临床上更主张用 GnRH 类似物来代替孕激素。

(二)达那唑

达那唑能抑制 H-P-O 轴，增加体内雌二醇的代谢率，因此能降低体内的雌激素水平。临床上常用达那唑治疗雌激素依赖性疾病，如子宫内膜异位症、子宫内膜增生和月经过多等。有研究者用达那唑治疗 GnRH 依赖性性早熟也取得了不错的疗效。研究者用 GnRH 激动剂治疗特发性 CPP 1～2 年，改用达那唑治疗 1 年，剂量为 8～10 mg/kg，结果发现达那唑药物治疗可以促进骨龄超过12岁的性早熟患儿身高生长。另外，达那唑还可以作为 GnRH 激动剂停药后继续用药的选择(表 3-3)。

表 3-3　GnRH 激动剂治疗最后 1 年与达那唑治疗 1 年的比较

项目	GnRH 激动剂治疗最后 1 年	达那唑治疗 1 年后
生物年龄(CA，岁)	9.76±1.70	10.6±1.7
骨龄(BA，岁)	11.85±0.99	12.81±0.78

续表

项目	GnRH 激动剂治疗最后 1 年	达那唑治疗 1 年后
△BA/△CA	0.58±0.36	0.95±0.82
身高增长速度(厘米/年)	4.55±2.63	6.78±3.11
预测身高(PAH,cm)	156.79±7.30	158.01±6.66

达那唑的主要不良反应:①胃肠道反应,恶心、呕吐等不适。②雄激素过多的表现,皮脂增加、多毛等。③肝功能受损。

由于达那唑的不良反应比较明显,因此许多患儿无法耐受。事实上,在临床上达那唑也很少用于治疗性早熟。

(三)GnRH 类似物

根据作用机制可以将 GnRH 类似物分为 GnRH 激动剂和 GnRH 拮抗剂 2 种,它们均可用于治疗 GnRH 依赖性性早熟。目前,临床上最常用的是长效 GnRH激动剂,如亮丙瑞林、曲普瑞林、戈舍瑞林等,一般每 4 周行肌内或皮下注射 1 次。长效 GnRH 激动剂对改善第二性征、抑制 H-P-O 轴有非常好的疗效。另外,由于它能延缓骨龄增加速度,增加骨骺愈合时间,所以能改善患者最终身高。

1.GnRH 激动剂治疗规范

关于 GnRH 激动剂的使用,中华医学会儿科学分会内分泌遗传代谢学组提出以下建议,仅供参考。

(1)GnRH 激动剂的使用指征:为改善患者成年身高,建议以下指征使用。①骨龄:女孩≤11.5 岁,骨龄>年龄 2 岁或以上。②预测成年身高,女孩<150 cm。③骨龄/年龄>1,或以骨龄判断身高的标准差积分(SDS)≤－2 。④发育进程迅速,骨龄增长/年龄增长>1。

(2)慎用指征:有以下情况时,GnRH 激动剂改善患者成年身高的疗效差,应酌情使用。①开始治疗时骨龄:女孩>11.5 岁。②已有阴毛显现。③其靶身高低于同性别、同年龄正常身高平均值 2 个标准差($\overline{x}-2S$)。

(3)不宜使用指征:有以下情况不宜应用 GnRH 激动剂,因为治疗几乎不能改善患者成年身高。①骨龄:女孩≥12.5 岁。②女孩月经初潮。

(4)无须应用的指征:因性发育进程缓慢(骨龄进展不超过年龄进展)而对成年身高影响不大的 CPP 患者不需要治疗,但须定期复查身高和骨龄变化。

(5)GnRH 激动剂使用方法。①剂量:首剂为 80～100 μg/kg,2 周后加强

1次，以后每4周1次，剂量为60～80 μg/kg。根据H-P-O轴功能抑制情况(包括性征、性激素水平和骨龄进展)而定，抑制差者可参照首次剂量，最大剂量为每次3.75 mg。为确切了解患者骨龄进展的情况，临床医师应自己对治疗前后的骨龄进行评定和对比，不宜只依照放射科的报告。②治疗监测：首剂3个月末复查GnRH激发试验，LH激发值在青春前期水平说明剂量合适，以后对女孩只须定期复查基础血清雌二醇浓度判断H-P-O轴功能抑制状况。治疗过程中每2～3个月测量身高和检查第二性征。每6个月复查骨龄，同时超声复查子宫和卵巢。③疗程：为改善患者成年身高，GnRH激动剂的疗程至少为2年。一般在骨龄12.0～12.5岁时可停止治疗。对年龄较小治疗者，在年龄已追赶上骨龄，且骨龄已达正常青春期启动年龄时可停药，使其H-P-O轴功能重新启动。④停药后监测：治疗结束后第1年内应每6个月复查身高、体重和第二性征。

2.GnRH激动剂的不良反应

GnRH激动剂没有明显的不良反应。少部分患者有变态反应及注射部位硬结或感染等。临床上人们最关心的是GnRH激动剂对患者的远期影响，目前的研究表明，长期使用GnRH激动剂不会给H-P-O轴造成永久性的抑制。一旦停用GnRH激动剂，受抑制的H-P-O轴会很快恢复活动。另外，有患者担心使用GnRH激动剂可造成月经失调，目前尚无证据说明患者的月经失调与GnRH激动剂治疗之间存在着联系。

3.GnRH拮抗剂

GnRH拮抗剂也可用于治疗GnRH依赖性性早熟，它与GnRH激动剂的区别在于开始使用时就会对H-P-O轴产生抑制作用。

(四)生长激素

生长激素(GH)是由垂体前叶GH细胞产生的一种蛋白激素，循环中的生长激素以单体、二聚体或聚合体的形式存在。80%的GH为相对分子质量22×10^3单体，含有191个氨基酸，20%的GH为相对分子质量20×10^3单体，含有176个氨基酸。GH对人体正常的生长是必需的。青春期性激素和GH的水平同步增加提示这两类激素之间存在着相互调节作用，一般认为是性激素驱动GH的分泌和促生长作用。

GnRH激动剂可以减慢生长速率及骨骼成熟，提高患儿最终身高，但一部分患儿生长速率过缓，以致不能达到成年预期身高。近年来，为了提高CPP患者的最终身高，采取了与GH联合治疗的方案。研究者用曲普瑞林治疗20例CCP 2～3年，发现这些患儿的身高比正常同龄儿童低25个百分点，随后他们把这些患儿平均分成两组：一组继续单用曲普瑞林，而另一组同时加用 GH 继续治疗 2～4 年，发现 GnRH 激动剂加 GH 组的平均成年身高比治疗前预期成年身高高(7.9±1.1)cm，而单用 GnRH 激动剂组只比治疗前预期成年身高高(1.6±1.2)cm。国内一些学者的研究也得出了类似的结果。这说明 GnRH 激动剂联合 GH 治疗可提高患者的成年身高。

临床上使用的 GH 是用基因重组技术合成的，是与天然生长激素具有完全相同的药效学和药代学的人生长激素(HGH)。HGH 半衰期为 3 小时，皮下注射后 4～6 小时出现 GH 峰值。用法：每周皮下注射 0.6～0.8 U/kg，分 3 次或 6 次给药，晚上注射。一般连续治疗 6 个月以上才有意义。

不良反应：①注射部位脂肪萎缩，每天更换注射部位可避免。②亚临床型甲状腺功能减退，约 30%的用药者会出现，此时需要补充甲状腺素。③少数人会产生抗 GH 抗体，但在多数情况下抗体不会影响生长速度。

(五)心理教育

青春期过早启动可能会对儿童的心理健康产生不利影响。为了避免这种情况的发生，家长和医师应告诉患儿有关知识，让她们对性早熟产生正确的认识。另外，还应对患儿进行适当的性教育。

三、其他性早熟的治疗

对于除特发性 GnRH 依赖性性早熟以外的性早熟来说，治疗的关键是去除原发病因。

(一)颅内疾病

颅内疾病包括颅内肿瘤、脑积水及炎症等。颅内肿瘤主要是下丘脑和垂体部位的肿瘤，这些肿瘤可以引起 GnRH 依赖性性早熟，治疗主要采用手术、放疗或化疗。脑积水者应行引流减压术。

(二)自律性卵泡囊肿

自律性卵泡囊肿是非 GnRH 依赖性性早熟的常见病因。青春期前儿童卵巢内看到生长卵泡属于正常现象，但这些卵泡直径通常<10 mm。个别情况下，卵泡增大成卵泡囊肿，直径可超过 5 cm。如果这些卵泡囊肿反复存在且分泌雌激素，就会导致性早熟的出现。

自律性卵泡囊肿发生的具体机制尚不清楚，有研究提示，部分患者可能与 FSH 受体或 LH 受体基因突变，导致受体被激活有关。

自律性卵泡囊肿有时需要与卵巢颗粒细胞瘤相鉴别。另外，自律性卵泡囊肿与其他卵巢囊肿一样，也可出现扭转或破裂，临床上表现为急腹症，此时需要手术治疗。

自律性卵泡囊肿的处理：可以在超声监测下行卵泡囊肿穿刺术。另外，也可口服甲羟孕酮抑制雌激素的合成。

(三)卵巢颗粒细胞瘤

青春期儿童可以发生卵巢颗粒细胞瘤，由于卵巢颗粒细胞瘤能分泌雌激素，因此这些儿童会发生性早熟。一旦诊断为卵巢颗粒细胞瘤，应立即手术，术后需要化疗。

卵巢颗粒细胞瘤能分泌抑制素和抗苗勒管激素(AMH)，这两种激素被视为卵巢颗粒细胞瘤的肿瘤标志物，可用于诊断和治疗后随访。

(四)McCune-Albright 综合征

McCune-Albright 综合征的发病机制和临床表现见前所述。治疗为对症处理。对性早熟者可用甲羟孕酮治疗。

(五)先天性肾上腺皮质增生症

导致肾上腺皮质雄激素分泌过多的先天性肾上腺皮质增生症患者会发生女性异性性早熟，临床上表现为女性儿童有男性化体征。这些疾病中最常见的是21-羟化酶缺陷症。

(六)芳香化酶抑制剂的使用

芳香化酶是合成雌激素的关键酶，其作用是将雄激素转化成雌激素。芳香化酶抑制剂可以抑制芳香化酶的活性，阻断雌激素的合成，从而降低体内的雌激素水平。目前临床上有学者认为，可用芳香化酶抑制剂(如来曲唑)治疗非GnRH 依赖性性早熟，如 McCune-Albright 综合征等。

第四节　经前期综合征

经前期综合征(premenstrual syndrome，PMS)又称经前紧张症或经前紧张综合征，是育龄女性常见的问题。PMS 是指月经来潮前 7～14 天(即在月经周期的黄体期)，周期性出现的躯体症状(如乳房胀痛、头痛、小腹胀痛、水肿等)和心理症状(如烦躁、紧张、焦虑、嗜睡、失眠等)的总称。PMS症状多样，除上述典型症状外，还有自杀倾向、行为退化、嗜酒、工作状态差甚至无法工作等。由于PMS临床表现复杂且个体差异巨大，因此，诊断的关键是症状出现的时间及严重程度。伴有严重情绪不稳定者称为经前焦虑障碍(premenstrual dysphoric disorder，PMDD)。

PMS的临床特点必须考虑：①在大多数月经周期的黄体期，再发性或循环性出现症状；②症状于经至不久后缓解，在卵泡期不会持续超过一周；③招致情绪或躯体苦恼或日常功能受累或受损；④症状的再发、循环性和定时性、症状的严重性和无症状期均可通过前瞻性逐日评定得到证实。

PMS的患病率各地报道不一，这与评定方法(回顾性或前瞻性)、调查者的专业、调查样本人群、症状严重水平不一及一些尚未确定的因素有关。在女性生殖阶段可发生，初潮后未婚少女的患病率低，产后倾向出现PMS。虽然50%～80%的生育期女性普遍存在轻度以上的经前症状，30%～40%有PMS症状的女性需要治疗，3%～8%的女性受到符合DSM-IV标准的PMDD的困扰。然而，大多数有经前症状的女性没有得到诊断或治疗。

一、病因与发病机制

近年研究表明，PMS病因涉及诸多因素的联合，如社会心理因素、内分泌因素及神经递质的调节等。但PMS的准确机制仍不明，一些研究结果尚有矛盾之处，因此，对PMS的进一步研究是必要的。

(一)社会-心理因素

情绪不稳定及神经性、特质性焦虑者容易有严重的PMS症状。应激或负性生活事件可加重患者经前症状，而休息或放松可减轻，均说明社会-心理因素在PMS的发生或延续上发挥作用。

(二)内分泌因素

1.孕激素

这一疾病仅出现于育龄女性，青春期前、妊娠期、绝经后期均不会出现，且仅发生于排卵周期的黄体期。给予外源性孕激素可诱发此病，在激素替代疗法(hormone replacement therapy，HRT)中使用孕激素建立周期引发的抑郁情绪和生理症状同PMS相似；曾患有严重PMS的女性，行子宫加双附件切除术后给予HRT，单独使用雌激素不会诱发PMS，而在联合使用雌孕激素时PMS复发。

相反,卵巢分泌激素周期消失,如双卵巢切除或给予促性腺激素释放激素激动剂(GnRH-a)均可抑制原有的PMS症状。因此,卵巢激素尤其是孕激素可能与PMS的病理机制有关,孕激素可增加女性对甾体类激素的敏感性,使中枢神经系统受激素波动的影响增加。

2.雌激素

(1)雌激素降低学说:正常情况下雌激素有抗抑郁效果,经前雌激素水平下降可能与PMS,特别是经前心境恶劣的发生有关。

(2)雌激素过多学说:雌激素水平绝对或相对高,或者对雌激素的特异敏感性可导致PMS。具有经前焦虑的女性,雌激素/黄体酮较高。雌、孕激素比例异常可能与PMS发生有关。

3.雄激素

女性雄激素来自卵巢和肾上腺。在排卵前后,血中睾酮水平随雌激素水平的增高而上升,且由于大部分来自肾上腺,故于围经期不会下降,使睾酮/雌激素及睾酮/孕激素处于高值。睾酮作用于大脑可增强两性的性驱力和攻击行为,而雌激素和孕酮可对抗之。月经前期雌激素和孕酮水平下降,大脑中睾酮失去对抗物,这至少与部分女性PMS的发生有关,特别是心境改变和其他精神病理表现。

(三)神经递质

研究表明,在PMS患者中血清性激素的浓度表现为正常,这表明除性激素外还可能有其他因素的作用。PMS患者常伴有中枢神经系统某些神经递质及其受体活性的改变,这种改变可能与中枢神经系统对激素的敏感性有关。一些神经递质可受卵巢甾体激素调节,如5-羟色胺(5-hydroxytryptamine,5-HT)、乙酰胆碱、去甲肾上腺素、多巴胺等。

1.乙酰胆碱(acetylcholine,Ach)

Ach单独作用或与其他机制联合作用与PMS的发生有关。Ach是人产生抑郁和应激的主要调节物,引起脉搏加快和血压上升、负性情绪、肾上腺交感胺释放和止痛效应。

2.5-HT与γ-氨基丁酸

某些神经递质在经前期综合征中发挥关键作用。PMDD患者与患PMS但无情绪障碍者及正常对照组相比,5-HT在卵泡期增高,黄体期下降,波动明显增大。5-HT对情绪、睡眠、性欲、食欲和认知具有调节功能,在抑郁的发生发展中起到重要作用。雌激素可增加5-HT受体的数量及突触后膜对5-HT的敏感性,并增加 5-HT 的合成及其代谢产物 5-羟吲哚乙酸的水平。有临床研究显示,选择性 5-HT 再摄取抑制剂(SSRIs)可增加血液中 5-HT 的浓度,对治疗 PMS 和 PMDD 有较好的疗效。

另外,有研究认为抑郁、PMS、PMDD 患者的 γ-氨基丁酸活性下降,认为 PMDD 患者可能存在 γ-氨基丁酸受体功能的异常。

3.类鸦片物质与单胺氧化酶

目前认为在性激素影响下,过多暴露于内源性鸦片肽并继之脱离接触可能参与 PMS 的发生。单胺氧化酶(MAO)学说则认为 PMS 的发生与血小板 MAO 活性改变有关,而这一改变受孕酮影响。正常情况下,雌激素对 MAO 活性有抑制作用,而黄体酮对组织中 MAO 活性有促进作用。MAO 活性增强被认为是月经前抑郁和雌激素/孕激素不平衡发生的介导因素。MAO 活性增加可以减少有效的去甲肾上腺素,导致中枢神经元活动减慢。MAO 学说可解释月经前抑郁和嗜睡,但无法说明其他症状。

4.其他

前列腺素过多可导致钠潴留,以及精神、行为、体温调节及许多 PMS 症状,前列腺素合成抑制剂能改善 PMS 患者的躯体症状。一般认为,此类非甾体抗炎药可降低引起 PMS 症状的中介物质的组织浓度从而起到治疗作用。维生素 B_6 是合成多巴胺与 5-HT 的辅酶,维生素 B_6 缺乏可能与 PMS 有关,一些研究发现,维生素 B_6 治疗似乎比安慰剂效果好,但结果并非一致。

二、临床表现

近年研究提出,PMS 中大约 20 类症状是常见的,包括躯体、心理和行为 3 个方面。其中恒定出现的是疼痛、肿胀、嗜睡、易激惹和抑郁、行为笨拙、渴望食物。但表现有较大的个体差异,取决于躯体健康状态、人格特征和环境影响。

(一)躯体症状

1.水潴留

月经前水潴留一般多见于踝部、小腿、手指、腹部和乳房,可导致乳房胀痛、体重增加、面部虚肿和水肿、腹部不适或胀满或疼痛、排尿量减少。这些症状往往在清晨起床时明显。

2.疼痛

头痛较为常见,背痛、关节痛、肌肉痛、乳房痛发生率也较高。

3.自主神经功能障碍

患者常出现恶心、呕吐、眩晕、潮热、出汗等,也可出现低血糖,因此许多女性渴望摄入甜食。

(二)心理症状

主要为负性情绪或心境恶劣。

1.抑郁

心境低落、消极悲观、空虚孤独甚至有自杀意念。

2.焦虑、激动

烦躁不安,似感到处于应激之下。

3.共济运动和认知功能改变

行动笨拙、共济运动不良、记忆力差、自感思路混乱。

(三)行为改变

患者可表现为社会退缩,回避社交活动;社会功能减低,判断力下降,工作时失误;性功能减退或亢进等改变。

三、诊断与鉴别诊断

(一)诊断标准

PMS具有3项属性(月经前期出现、在此以前无同类表现、经至即消失),诊断一般不难。美国国立精神卫生研究院的工作定义:一种周期性的障碍,其严重程度足以影响一个女性生活的某些方面(如为负性心境,月经前一周心境障碍的平均严重程度较之月经后一周加重30%),而症状的出现与月经有一致的和可以预期的关系。这一定义规定了PMS的症状出现与月经有关,对症状的严重程度制订定量化标准。

(二)诊断方法

症状严重程度每日评定记录表(daily record of severity of problems,DRSP)可以让PMS诊断更明确。这个图表是用来记录患者情绪和身体与月经周期相关的症状,要求患者在没有任何前瞻性治疗下,至少连续2个月描述她们的症状。医师通过了解症状发生的时间、每个月经周期症状的变化、月经后1~2天症状是否消失来进行判断。

(三)鉴别诊断

1.月经周期性精神病

PMS可能是在内分泌改变和心理-社会因素作用下起病的,而月经周期性精神病则有着更为深刻的原因和发病机制。PMS的临床表现是以心境不良和众多躯体不适组成,不会发展为重性精神病形式,可与月经周期性精神病区别。

2.抑郁症

PMS女性有较高的抑郁症发生风险,以及抑郁症患者较之非情感性障碍患者有较高的PMS发生率。根据PMS和抑郁症的诊断标准,可做出鉴别。

3.其他精神疾病经前恶化

根据PMS的诊断标准与其他精神疾病经前恶化进行区别。

四、治疗

PMS的治疗应针对躯体症状、心理症状、内在病理机制和改变正常排卵性月经周期等方面。此外,心理治疗和家庭治疗也受到较多的重视。轻症PMS患者采取环境调整、适当膳食、身体锻炼、改善生活方式、应激处理和社会支持等措施即可,重症患者则须实施以下治疗。

(一)非药物治疗

1.调整生活方式

调整生活方式主要包括合理的饮食与营养、适当的身体锻炼、戒烟、限制盐和咖啡的摄入。可改变饮食习惯,增加钙、镁、维生素 B_6、维生素E的摄入等,但尚没有确切、一致的研究表明以上维生素和微量元素治疗的有效性。体育锻炼可改善血液循环,但其对PMS的预防作用尚不明确,多数临床专家认为每天锻炼20～30分钟有助于加强药物治疗和心理治疗的效果。

2.心理治疗

心理因素在PMS发生中所起的作用是不容忽视的。精神刺激可诱发和加重PMS。要求患者日常保持乐观情绪、生活有规律、参加运动锻炼、增强体质。行为疗法曾用以治疗PMS,放松技术有助于改善疼痛症状。生活在有经前综合征女性身边的人,如父母、丈夫、子女等,要多关心患者,对她们在经前出现的心境烦躁、易激惹等给以容忍和同情。工作中周围的人也应体谅她们月经前发生的情绪症状,在各方面予以照顾,避免在此期间进行驾驶或其他具有危险性的作业。

3.膳食补充

膳食补充剂已被证明是对PMS症状的缓解有积极作用。与安慰剂组相比，每天服用1 200 mg碳酸钙的PMDD女性，可减少48%与情感和身体相关的PMS症状。另一项研究表明，每天服用80 mg的维生素B_6与安慰剂组相比，可减少情绪相关的PMS症状，但对躯体相关症状无效。大剂量(>300 mg)维生素B_6可能与外周神经病变相关；然而，中等剂量的维生素B_6可在不良反应最小的情况下缓解PMS症状。

(二)药物治疗

1.精神药物

(1)抗抑郁药：SSRIs对PMS有明显疗效，其效果可达60%～70%且耐受性较好，目前认为是一线药物。如氟西汀20 mg每天1次，月经前口服至月经第3天。该药减轻情感症状优于躯体症状。

舍曲林使用剂量为每天50～150 mg。三环类抗抑郁药氯米帕明是一种抑制5-HT和去甲肾上腺素再摄取的药物，每天25～75 mg对控制PMS有效，黄体期服药即可。SSRIs与三环类抗抑郁药物相比，无抗胆碱能、低血压及镇静等作用，并具有无依赖性和无特殊的心血管及其他严重毒性作用的优点。SSRIs除抗抑郁外也有改善焦虑的效应，目前应用明显多于三环类抗抑郁药物。

(2)抗焦虑药：苯二氮䓬类药物用于治疗PMS已有很长时间，如阿普唑仑为抗焦虑药，也有抗抑郁作用，起始剂量为0.25 mg，每天2～3次，逐渐递增，每天剂量可达2.4 mg或4 mg，在黄体期用药，月经至即停药，停药后一般不出现戒断症状。

2.抑制排卵周期

(1)口服避孕药：作用于H-P-O轴可导致不排卵，常用以治疗周期性精神病和各种躯体症状。口服避孕药对PMS的效果不是绝对的，因为一些亚型患者用本剂后症状不仅未见好转反而恶化。就一般患者而论，复方短效单相口服避孕药有效，国内多选用复方炔诺酮或复方甲地孕酮。

(2)达那唑：是17α-炔孕酮的衍生物，对下丘脑-垂体促性腺激素有抑制作用。100～400 mg/d的剂量对消极情绪、疼痛及行为改变有效，200 mg/d的剂量能有效减轻乳房疼痛。但其雄激素活性及致肝功能损害作用限制了其在PMS治疗中的临床应用。

(3)促性腺激素释放激素激动剂：在垂体水平通过调节抑制垂体促性腺激素分泌，造成低促性腺激素水平及低雌激素水平，达到药物性卵巢切除的疗效。有随机双盲安慰剂对照研究证明，促性腺激素释放激素激动剂治疗PMS有效。单独应用促性腺激素释放激素激动剂应注意低雌激素血症及骨量丢失，故治疗第

3 个月应采用反加疗法克服其不良反应。

（4）手术切除卵巢或放射破坏卵巢功能：虽然此方法对重症 PMS 治疗有效，但卵巢功能破坏导致绝经综合征及骨质疏松性骨折、心血管疾病等风险增加，应在其他治疗均无效时酌情考虑。对中、青年女性患者不宜采用。

3.其他

（1）利尿剂：PMS 的主要症状与组织和器官水肿有关。醛固酮受体阻滞剂螺内酯不仅有利尿作用，对血管紧张素功能也有抑制作用，剂量为 25 mg，每天 2～3 次，可减轻水潴留，并对精神症状有效。

（2）抗前列腺素制剂：月经前子宫内膜释放前列腺素，改变平滑肌张力、免疫功能及神经递质代谢。如甲芬那酸 250 mg，每天 3 次，于月经前 12 天起服用。餐中服药可减少胃刺激。抗前列腺素除对痛经、乳胀、头痛、痉挛痛、腰骶痛有效，对紧张易怒症状也有研究证明有效。

（3）多巴胺拮抗剂：高催乳素血症与 PMS 关系已有研究报道。如溴隐亭为多巴胺拮抗剂，可降低 PRL 水平并改善月经前乳房胀痛。使用剂量为 2.5 mg，每天 2 次，餐中服药可减轻不良反应。

五、临床特殊情况的思考和建议

月经前周期性发生躯体精神及行为症状可影响女性日常生活和工作，称为经前期综合征，伴有严重情绪不稳定者称为经前焦虑障碍。其病因涉及心理、激素、中枢神经系统之间的相互作用，但确切作用机制尚未明了。轻症 PMS 患者采用调整环境、改善生活方式、向其提供社会支持等治疗。重症患者尤其是伴有明显负性情绪或心境恶劣如焦虑、抑郁甚至有自杀意念者，应及时与精神科联系，协作管理治疗，包括采用抗抑郁、抗焦虑药物的治疗。

第五节　围绝经期综合征

围绝经期综合征是指女性在自然绝经前或因其他原因丧失卵巢功能，而出现一系列性激素减少所致的症状，包括自主神经功能失调的表现。

一、病因及病理生理

更年期的变化包括 2 个方面：一方面是卵巢功能衰退，此时期卵巢逐渐趋于排卵停止，雌激素分泌减少，体内雌激素水平降低；另一方面是机体老化，两者常交织在一起。神经血管功能不稳定的综合征主要与性激素水平下降有关，但发生机制尚未完全阐明。

二、诊断

(一)临床表现

临床表现主要依据患者的自觉症状，而无其他器质性疾病。

(1)血管舒缩综合征：潮热、面部发红、出汗，瞬息即过，反复发作。

(2)精神神经症状：情绪不稳定、易激动，自己不能控制，忧郁失眠、精力不集中等。

(3)生殖道变化：外阴与阴道萎缩、阴道干燥疼痛、外阴瘙痒、子宫萎缩、盆底肌松弛导致子宫脱垂及阴道膨出。

(4)尿频、尿急或尿失禁；皮肤干燥、弹性消失；乳房萎缩、下垂。

(5)心血管系统：胆固醇、甘油三酯和导致动脉粥样硬化的脂蛋白增高，抗动脉粥样硬化脂蛋白降低，可能与冠状动脉粥样硬化性心脏病的发生有关。

(6)全身骨骼发生骨质疏松。

(二)鉴别诊断

必须排除心血管、神经和泌尿生殖系统各处的病变；潮热、出汗、精神症状、高血压等须与甲状腺功能亢进症和嗜铬细胞瘤相鉴别。

(三)辅助检查

(1)血激素测定：FSH 及 LH 增高、雌二醇下降。

(2)X 线检查：脊椎、股骨及掌骨可发现骨质疏松。

三、治疗

(一)一般治疗

加强卫生宣教，消除不必要的顾虑，保证劳逸结合与充分的睡眠。轻症者不必服药治疗，必要时可选用适量镇静药，如地西泮 2.5～5.0 mg/d，或氯氮䓬 10～20 mg/d 睡前服，谷维素 20 mg 每天 3 次。

(二)性激素治疗

绝经前主要用孕激素或雌、孕激素联合调节月经异常；绝经后用替代治疗。

1.雌激素

对于子宫已切除的女性，可单纯用妊马雌酮 0.625 mg 或 17β-雌二醇 1 mg，连续治疗 3 个月。对于存在子宫的女性，可用尼尔雌醇每次 5 mg，每月 1 次，症状改善后改用维持量 1～2 mg，每月 2 次，对稳定神经血管舒缩活动有明显的疗效，而对子宫内膜的影响少。

2.雌激素、孕激素序贯疗法

雌激素用法同上，后半期加用 7～10 天炔诺酮，每天 2.5～5.0 mg；或黄体酮 6～10 mg，每天 1 次；或甲羟孕酮 4～8 mg，每天 1 次，可减少子宫内膜癌的发生率。但周期性子宫出血的发生率高。

3.雌激素、雄激素联合疗法

妊马雌酮 0.625 mg 或 17β-雌二醇 1 mg，每天 1 次，加甲睾酮 5～10 mg，每天 1 次，连用 20 天，对有抑郁型精神状态患者较好，且能减少对子宫内膜的增殖作用，但有男性化作用，而且常用雄激素有成瘾的可能。

4.HRT 注意事项

(1)HRT 应该是维持围绝经期和绝经后女性健康的全部策略(包括关于饮食、运动、戒烟和限酒)中的一部分。在没有明确应用适应证时，比如雌激素不足导致的明显症状和身体反应，不建议使用 HRT。

(2)绝经后 HRT 不是一个给予标准女性的单一疗法，HRT 必须根据临床症状、预防疾病的需要、个人及家族病史、相关实验室检查、女性的偏好和期望做到个体化治疗。

(3)没有理由强制性限制 HRT 使用时限。患者可以有几年时间中断 HRT，但绝经症状可能会持续许多年，应该给予其最低有效的治疗剂量。是否继续 HRT 治疗取决于具有充分知情权的医患双方的审慎决定，并视患者特殊的目的或对后续的风险与收益的客观评估而定。只要女性能够获得症状的改善，并且了解自身情况及治疗可能带来的风险，就可以选择 HRT。

(4)使用 HRT 的女性应该至少 1 年进行 1 次临床随访，包括体格检查、更新病史和家族史、相关实验室和影像学检查、与患者进行生活方式和预防及减轻慢性病策略的讨论。

(5)总体来说，在有子宫的所有女性中，全身系统的雌激素治疗中应该加入孕激素，以防止子宫内膜增生或是子宫内膜癌。对无子宫者无须加用孕激素。用于缓解泌尿生殖道萎缩的低剂量阴道雌激素治疗可被患者全身吸收，但雌激素还达不到刺激子宫内膜的水平，无须同时给予孕激素。

(6)乳腺癌与绝经后 HRT 的相关程度还存在很大争议。但与 HRT 有关的可能增加的乳腺癌风险是很小的(每年＜0.1%)，并小于由生活方式因素如肥胖、酗酒带来的风险。

(7)禁忌证：血栓栓塞性疾病、镰状细胞贫血、严重肝病、脑血管疾病、严重高血压等。

第四章

子宫内膜异位症与子宫腺肌病

第一节　子宫内膜异位症

具有生长功能的子宫内膜组织(腺体和间质)出现在子宫腔被覆黏膜以外的部位时称为子宫内膜异位症(endometriosis,EMT),简称内异症。

EMT 以痛经、慢性盆腔痛、不孕为主要表现,是育龄女性的常见病,该病的发病率近年有明显的增高趋势,发病率占育龄女性的 10%～15%,占痛经女性的 40%～60%。在不孕患者中,30%～40%合并 EMT,在 EMT 患者中不孕症的发病率为 25%～67%。

该病一般仅见于生育年龄女性,以 25～45 岁女性多见。绝经后或切除双侧卵巢后异位的子宫内膜组织可逐渐萎缩吸收,妊娠或使用性激素抑制卵巢功能可暂时阻止此病的发展,故 EMT 是激素依赖性疾病。

EMT 虽为良性病变,但具有类似恶性肿瘤远处转移、浸润和种植的生长能力。异位的子宫内膜可侵犯全身任何部位,最常见的种植部位是盆腔脏器和腹膜,以侵犯卵巢和子宫底韧带最常见,其次为子宫、直肠子宫陷凹、腹膜脏层、直肠阴道隔等部位,故有盆腔 EMT 之称。

一、发病机制

本病的发病机制尚未完全阐明,关于异位的子宫内膜的来源,目前有多种学说。

(一)种植学说

女性在月经期时子宫内膜碎片可随月经血倒流,经输卵管进入盆腔,种植于卵巢和盆腔其他部位,并在该处继续生长和蔓延,形成盆腔 EMT。但已证实

90%以上的女性可发生月经血反流，但只有10%～15%的女性罹患EMT。剖宫产手术后所形成的腹壁瘢痕EMT占腹壁瘢痕EMT的90%左右，是种植学说的典型例证。

(二)淋巴及静脉播散

子宫内膜可通过淋巴或静脉播散，远离盆腔部位的器官如肺、手或大腿的皮肤和肌肉发生的EMT可能就是子宫内膜通过淋巴或静脉播散的结果。

(三)体腔上皮化生学说

卵巢表面上皮、盆腔腹膜都是由胚胎期具有高度化生潜能的体腔上皮分化而来的，在反复月经血反流、炎症、机械性刺激、异位妊娠或长期持续的卵巢甾体激素刺激下，易发生化生而成为异位的子宫内膜。

(四)免疫学说

免疫异常对异位子宫内膜细胞的种植、黏附、增生具有直接和间接的作用，表现为免疫监视、免疫杀伤功能减弱、黏附分子作用增强、协同促进异位子宫内膜的移植。以巨噬细胞为主的多种免疫细胞可释放多种细胞因子，促进异位子宫内膜的种植、存活和增殖。EMT患者的细胞免疫和体液免疫功能均有明显变化，患者外周血和腹水中的自然杀伤(NK)细胞的细胞毒活性明显降低。病变越严重，NK细胞活性降低越明显。雌激素水平越高，NK细胞活性则越低。血清及腹水中，免疫球蛋白IgG、IgA及补体C3、C4水平均增高，还出现抗子宫内膜抗体和抗卵巢抗体等多种自身抗体。因此，个体的自身免疫能力对异位子宫内膜细胞的抑制作用，在本病的发生中起关键作用。

(五)在位内膜决定论

中国学者提出的“在位内膜决定论”揭示了在位子宫内膜在EMT发病中的重要作用，在位内膜的组织病理学、生物化学、分子生物学及遗传学等特质，与EMT的发生发展密切相关，其“黏附-侵袭-血管形成”过程，所谓的“三A程序”可以解释EMT的病理过程，又可以表达临床所见的不同病变。

二、病理

EMT最常见的发生部位为靠近卵巢的盆腔腹膜及盆腔器官的表面。根据其发生部位不同，可分为腹膜EMT、卵巢EMT、子宫腺肌病等。

(一)腹膜EMT

腹膜和脏器浆膜面的病灶呈多种形态。无色素沉着型为早期细微的病变，具有多种表现形式，呈斑点状或小泡状突起，单个或数个呈簇，有红色火焰样病灶、白色透明病变、黄褐色斑及圆形腹膜缺损。色素沉着型为典型的病变，呈黑色或紫蓝色结节，肉眼容易辨认。病灶反复出血及纤维化后，与周围组织或器官发生粘连，直肠子宫陷凹常因粘连而变浅，甚至完全消失，使子宫后屈固定。

(二)卵巢子宫内膜异位症

卵巢 EMT 最多见，约 80%的 EMT 位于卵巢。多数为一侧卵巢，部分波及双侧卵巢。初始病灶表浅，于卵巢表面可见红色或棕褐色斑点或小囊泡，随着病变发展，囊泡内因反复出血致积血增多，而形成单个或多个囊肿，称为卵巢子宫内膜异位囊肿。因囊肿内含暗褐色黏糊状陈旧血，状似巧克力液体，故又称为卵巢巧克力囊肿，直径大多在 10 cm 以内。卵巢与周围器官或组织紧密粘连是卵巢子宫内膜异位囊肿的临床特征之一，并可借此与其他出血性卵巢囊肿相鉴别。

(三)子宫骶韧带、直肠子宫陷凹和子宫后壁下段的子宫内膜异位症

这些部位处于盆腔后部较低或最低处，与经血中的内膜碎屑接触机会最多，故为 EMT 的好发部位。在病变早期，子宫骶韧带、直肠子宫陷凹或子宫后壁下段有散在紫褐色出血点或颗粒状散在结节。由于病变伴有平滑肌和纤维组织增生，故而可形成坚硬的结节。病变向阴道黏膜发展时，在阴道后穹隆形成多个息肉样赘生物或结节样疤痕。随着病变发展，子宫后壁与直肠前壁粘连，直肠子宫陷凹变浅甚至完全消失。

(四)输卵管子宫内膜异位症

EMT 直接累及黏膜的情况较少，偶在其管壁浆膜层见到紫褐色斑点或小结节。输卵管常与周围病变组织粘连。

(五)子宫腺肌病

子宫腺肌病分为弥漫型与局限型 2 种类型。弥漫型的子宫呈均匀增大，质较硬，一般不超过妊娠 3 个月大小。解剖面见肌层肥厚，增厚的肌壁间可见小的腔隙，直径多在 5 mm 以内。腔隙内常有暗红色陈旧积血。局限型的子宫内膜在肌层内呈灶性浸润生长，形成结节，但无包膜，故不能将结节从肌壁中剥出。结节内也可见陈旧出血的小腔隙，结节向子宫腔突出颇似子宫肌瘤。偶见子宫内膜在肌瘤内生长，称为子宫腺肌瘤。

(六)恶变

EMT 是一种良性疾病，但少数可发生恶变，恶变率为 0.7%～1.0%，其恶变

后的病理类型包括透明细胞癌、子宫内膜样癌、腺棘癌、浆液性乳头状癌、腺癌等。78%的EMT恶变发生在卵巢，22%发生在卵巢外。卵巢外最常见的恶变部位是直肠阴道隔、阴道、结肠、盆腹膜、大网膜、脐部等。

三、临床表现

(一)症状

1.痛经

痛经是常见的症状，多为继发性，占EMT的60%～70%。多于月经前1～2天开始，月经期第1～2天症状加重，月经结束后疼痛逐渐缓解。疼痛多位于下腹深部及直肠区域，以盆腔中部多见，多随局部病变加重而逐渐加剧，但疼痛的程度与病灶的大小不成正比。

2.性交痛

性交痛多见于直肠子宫陷凹有异位病灶或因病变导致子宫后倾固定的患者。当性交时由于受阴茎的撞动，可引起性交痛，以月经来潮前性交痛最明显。

3.不孕

EMT患者不孕率为25%～67%。EMT可使盆腔内组织和器官广泛粘连，输卵管变硬、僵直，影响输卵管的蠕动，从而影响卵细胞的拣拾和受精卵的输送；严重的卵巢周围粘连，可妨碍卵细胞的排出。

4.月经异常

部分患者可因黄体功能不全或无排卵而出现月经期前后阴道少量出血、月经期延长或月经紊乱。内在性EMT患者往往有月经量增多、月经期延长或月经前点滴出血。

5.慢性盆腔痛

71%～87%的EMT患者有慢性盆腔痛，83%的慢性盆腔痛患者可通过活检确诊为EMT，常表现为性交痛、大便痛、腰骶部酸胀及盆腔器官功能异常等。

6.其他部位EMT症状

肠道EMT可出现腹痛、腹泻或便秘。泌尿系统EMT可出现尿路刺激症状。肺部EMT可出现月经前咯血、呼吸困难和/或胸痛。

(二)体征

典型的盆腔EMT者在盆腔检查时，可发现子宫后倾固定，直肠子宫陷凹、子宫骶韧带或子宫颈后壁等部位可扪及1～2个或更多触痛性结节，如绿豆或黄豆大小，肛诊更明显。有卵巢EMT时，在子宫的一侧或双侧附件处扪及与子宫相连的囊性偏实不活动包块(巧克力囊肿),往往有轻度压痛。若病变累及直肠阴道隔,病灶向后穹隆穿破时,可在阴道后穹隆处扪及甚至可看到隆起的紫蓝色出血点或结节,可随月经期出血。内在性 EMT 患者往往子宫胀大,但很少超过3 个月妊娠大小,多为一致性胀大,也可能感到某部位比较突出犹如子宫肌瘤。如直肠有较多病变时,可触及一个硬块,甚至会被误诊为直肠癌。

四、诊断

(一)病史

凡育龄女性有继发性痛经进行性加重和不孕史、性交痛、月经紊乱等病史,应仔细询问其痛经出现的时间、程度、发展及持续时间等。

(二)体格检查

(1)妇科检查(三合诊)扪及子宫后位固定、盆腔内有触痛性结节或子宫旁有不活动的囊性包块、阴道后穹隆有紫蓝色结节等。

(2)其他部位的病灶如脐、腹壁瘢痕、会阴侧切瘢痕等处,可触及肿大的结节,月经期明显。

临床上单纯根据典型症状和准确的妇科检查可以初步诊断 50%左右的 EMT,但大约有 25%的患者无任何临床症状,尚须借助其他辅助检查,特别是腹腔镜检查和活检才能确诊。

(三)影像学检查

1.超声检查

超声检查可应用于各型 EMT,通常用于Ⅲ～Ⅳ期的患者,是鉴别卵巢子宫内膜异位囊肿、直肠阴道隔 EMT 和子宫腺肌症的重要手段。巧克力囊肿一般直径为 5～6 cm,直径＞10 cm 较少,其典型的声像图特征如下。

(1)均匀点状型:囊壁较厚,囊壁为结节状或粗糙回声,囊内布满均匀细小颗粒状的反光点。

(2)混合型:囊内大部分为无回声区,可见片状强回声或小光团,但均不伴声影。

(3)囊肿型:囊内呈无回声的液性暗区,多呈孤立分布,但与卵巢单纯性囊肿难以区分。

(4)多囊型:包块多不规则,其间可见隔反射,分成多个大小不等的囊腔,各囊腔内回声不一致。

(5)实体型:囊内呈均质性低回声或弱回声。

2.MRI 检查

MRI 检查对卵巢型、深部浸润型、特殊部位 EMT 的诊断和评估有意义,但在诊断中的价值有限。

(四)CA125 测定

血清 CA125 水平变化与病灶的大小和病变的严重程度呈正相关,CA125 ≥35 U/mL为诊断 EMT 的标准,临床上可以辅助诊断并可监测疾病的转归和评估疗效,由于 CA125 在不同的疾病间可发生交叉反应,使其特异性降低故而不能单独作为诊断和鉴别诊断的指标。CA125 在监测 EMT 方面较诊断 EMT 更有价值。

在Ⅰ～Ⅱ期患者中,血清 CA125 水平正常或略升高,与正常女性有交叉,提示 CA125 阴性者亦不能排除 EMT。而在Ⅲ～Ⅳ期有卵巢子宫内膜异位囊肿、病灶侵犯较深、盆腔广泛粘连者,CA125 水平多升高,但一般不超过 200 U/mL,腹腔液 CA125 的水平可直接反映 EMT 病情,其水平较血清 CA125 水平高出 100 多倍,临床意义比血清 CA125 大;CA125 结合 EMAb、B 超、CT 或 MRI 检查可提高诊断准确率。

(五)抗子宫内膜抗体

EMT 是一种自身免疫性疾病,因为在许多患者体内可以测出抗子宫内膜的自身抗体。抗子宫内膜抗体(EMAb)是 EMT 的标志抗体,其产生与异位子宫内膜的刺激及机体免疫内环境失衡有关。EMT 患者血液中 EMAb 水平升高,经 GnRH-a 治疗后,EMAb 水平明显降低。测定 EMAb 对 EMT 的诊断与疗效观察有一定的帮助。

(六)腹腔镜检查

腹腔镜检查是诊断 EMT 的金标准,特别是对盆腔检查和 B 超检查均无阳性发现的不孕或腹痛患者更是重要手段。在腹腔镜检查下对可疑病变进行活检,可以确诊和正确分期,对不孕的患者还可同时检查其他导致不孕的病因和进行必要的处理,如盆腔粘连分解术、输卵管通液及输卵管造口术等。

五、EMT 的分期

(一)美国生殖医学会 EMT 手术分期

目前,世界上公认并应用的 EMT 分期是 RAFS 分期,即按病变部位、大小、深浅、单侧或双侧、粘连程度及范围计算分值，判定相应期别。

(二)EMT 的临床分期

1. Ⅰ期

不孕症未能找到不孕原因而有痛经者，或为继发痛经严重者。妇科检查后穹隆有粗糙不平滑感，或子宫骶韧带有触痛。B超检查无卵巢肿大。

2. Ⅱ期

后穹隆可触及<1 cm 的结节，子宫骶韧带增厚，有明显触痛；两侧或一侧卵巢可触及<5 cm 肿块或经B超检查确诊卵巢增大者，附件与子宫后壁粘连，子宫后倾尚可活动。

3. Ⅲ期

后穹隆可触及>1 cm 的结节，子宫骶韧带增厚或阴道直肠可触及结节，触痛明显；两侧或一侧附件可触及>5 cm 肿块或经B超检查确诊附件肿物者，肿块与子宫后壁粘连较严重，子宫后倾活动受限。

4. Ⅳ期

后穹隆被块状硬结封闭，两侧或一侧附件可触及直径>5 cm 肿块与子宫后壁粘连，子宫后倾活动受限，直肠或输尿管受累。

对Ⅰ期、Ⅱ期患者选用药物治疗，如无效时再考虑手术治疗。对Ⅲ期、Ⅳ期患者首选手术治疗，对Ⅳ期患者行保守手术治疗预后较差。对此类不孕患者建议在术前给予药物治疗 2～3 个月后再行手术，以期手术容易施行，并可较彻底地清除病灶。

六、EMT 与不孕

在不孕患者中，30%～40%合并 EMT，在 EMT 患者中不孕症的发病率为 25%～67%。EMT 合并不孕的患者治疗后 3 年累计妊娠率低于无 EMT 者；患 EMT 的女性因男方无精子行人工授精，成功率明显低于无 EMT 的女性。EMT 对生育的影响主要有以下因素。

(一)盆腔解剖结构改变

盆腔内 EMT 所产生的炎性反应及其所诱发的多种细胞因子和免疫反应，均可损伤腹膜表面，造成血管通透性增加，导致水肿、纤维素和血清血液渗出，经过一段时间后，发生盆腔内组织、器官粘连。其粘连的特点是范围大而致密，容易使盆腔内器官的解剖功能异常；一般 EMT 很少侵犯输卵管的肌层和黏膜层，故输卵管多为通畅。但盆腔内广泛粘连可导致输卵管变硬、僵直，影响输卵管的蠕动，或卵巢与输卵管伞部隔离，从而影响卵细胞的拣拾和受精卵的输送，严重者可导致输卵管阻塞。若卵巢周围严重粘连或卵巢子宫内膜异位囊肿破坏正常卵巢组织，则可妨碍卵细胞的排出。

（二）腹水对生殖过程的干扰

EMT患者腹水中的巨噬细胞数量增多且活力增强，不仅吞噬精子，还可释放白细胞介素1（IL-1）、白细胞介素2（IL-2）、肿瘤坏死因子（TNF）等多种细胞因子，影响精子的功能和卵细胞的质量，不利于受精过程及胚胎着床。腹水中的巨噬细胞降低颗粒细胞分泌孕酮的功能，干扰卵巢局部的激素调节作用，使LH分泌异常、PRL水平升高、PG含量增加，影响排卵的正常进行，可能导致黄体期缺陷、未破卵泡黄素化综合征、不排卵等。临床发现EMT患者行体外受精-胚胎移植的受孕率降低。腹水中升高的PG可以干扰输卵管的运卵功能，并刺激子宫收缩，干扰受精卵着床和使自然流产率升高至50%。

七、EMT治疗

国际EMT学术会议曾总结提出对于EMT，腹腔镜、卵巢抑制、三期疗法、妊娠、助孕是最好的治疗。中国学者又明确提出，EMT的规范化治疗应达到4个目的：减灭和去除病灶、缓解和消除疼痛、改善和促进生育、减少和避免复发。

治疗时主要考虑的因素：①年龄；②生育要求；③症状的严重性；④既往治疗史；⑤病变范围；⑥患者的意愿。

（一）有生育要求的EMT治疗方案

对有生育要求的EMT患者，应首先行子宫输卵管造影，输卵管通畅者，可先采用抑制子宫内膜异位病灶有效的药物，如避孕药、孕三烯酮或GnRH-a等药物治疗3～6个周期，然后给予促排卵治疗，对排卵正常但不能受孕者应行腹腔镜检查以明确有无盆腔粘连或引起不孕的其他盆腔因素。若子宫输卵管造影提示病变累及输卵管影响输卵管通畅性或功能，则应行腹腔镜检查确诊病因，在检查的同时完成盆腔粘连分离、异位病灶去除及输卵管矫正手术。EMT患者手术后半年为受孕的黄金时期，术后1年以上获得妊娠的机会大大下降。

有学者认为，对EMTⅠ～Ⅱ期的不孕患者应首选手术治疗，在无广泛病变或经手术重建盆腔解剖结构后，此时期盆腔内环境最有利于受孕，子宫内膜的容受性也最高，应积极促排卵以尽早获得妊娠或促排卵后行人工授精3个周期，仍未成功则行体外受精。对Ⅲ～Ⅳ期的EMT不孕患者手术后短期观察或给予促排卵治疗，如未成功妊娠，直接行体外受精或注射长效GnRH-a 2～3支后行体外受精-胚胎移植。对病灶残留,EMT 生育指数评分低者,术后可用 GnRH-a 治疗 3 个周期后行体外受精。

(二)无生育要求的治疗方案

治疗目标是对于无生育要求的 EMT 患者,治疗并控制病灶,以最简便、最小的代价来提高生活质量。治疗方法可分为手术治疗、药物治疗、介入治疗、中药治疗等。手术治疗是第一选择,首选腹腔镜手术。手术治疗可以明确诊断,确定病变程度、类型、活动状态,进行切除、减灭病变,分离粘连,减轻症状,减少或预防疾病复发。

子宫腺肌病症状较严重者,一般须行次全子宫切除术或全子宫切除术。年轻且要求生育者,如病灶局限,可考虑单纯切除病灶,缓解症状,提高妊娠率,但子宫腺肌病的病灶边界不清又无包膜,故不宜将其全部切除,因此复发率较高。疼痛较轻者,可以行药物治疗。

(三)手术治疗

手术治疗的目的是切除病灶、恢复解剖。手术又分为保守性手术、半保守性手术及根治性手术。

1.保守性手术

此手术可保留患者的生育功能,尽量切除肉眼可见的病灶、剔除囊肿及分离粘连,适合年龄较轻、病情较轻又有生育要求者。

2.根治性手术

该手术为切除全子宫及双附件及所有肉眼可见的病灶,适合年龄 50 岁以上、无生育要求、症状重或者 EMT 复发经保守手术或药物治疗无效者。

3.半保守性手术

该手术切除患者子宫,但保留卵巢,主要适合无生育要求、症状重,或者 EMT 复发经保守手术或药物治疗无效,但年龄较小希望保留卵巢内分泌功能者。

手术后的复发率取决于病情的严重程度及手术治疗的彻底性。彻底切除或剥除病灶后 EMT 的 2 年复发率大约为 21.5%,5 年复发率为 40%~50%。手术后使用 GnRH-a 类药物可用于治疗切除不完全的 EMT 患者的疼痛,尤其是重度 EMT 者术后盆腔痛。对于术后想受孕的患者可以不使用该类药物,因为这并不能提高受孕率,还会因治疗耽搁怀孕。术后使用促排卵药物,争取术后早日怀孕。如果术后需要使用 GnRH-a 类药物,注射第 3 支后 28 天复查 CA125 及

CA19-9，CA125 降至 15 U/mL 以下，CA19-9 降至 20 U/mL 以下，待月经复潮后可行夫精人工授精或体外受精-胚胎移植。

（四）药物治疗

药物治疗的目的是改善妊娠环境，获得妊娠和止痛。常用药物有以下几种。

1.假孕疗法

长期持续口服高剂量的雌、孕激素，抑制垂体促性腺激素及卵巢性激素的分泌，造成无周期性的低雌激素状态，使患者产生一种高雄激素性的闭经，其发生的变化与正常妊娠相似，故称为假孕疗法。各种口服避孕药和孕激素均可用来诱发假孕。

（1）口服避孕药：低剂量高效孕激素和炔雌醇的复合片可抑制排卵，下调细胞增殖，加强在位子宫内膜细胞凋亡，可有效且安全地治疗 EMT 患者的痛经；可长期连续或循环地使用，是可靠的手术后用药，可避免或减少 EMT 复发。通过阴道环给予雌、孕激素的方式治疗 EMT 相关疼痛的效果及依从性良好。近年国外研究认为，避孕药疗效不差于 GnRH-a，且经济、便捷、不良反应小，可作为术后的一类用药。

用法：每天 1 片，连续服 9～12 个月或 12 个月以上。服药期间如发生阴道突破性出血，每天增加 1 片直至闭经。

（2）孕激素类：①地诺孕素是一种睾酮衍生物，仅与孕激素受体结合以避免雌激素、雄激素或糖皮质激素活性带来的不良反应。在改善 EMT 相关疼痛方面，地诺孕素与 GnRH-a 疗效相当，每天口服 2 mg，连续使用 52 周，对骨密度影响轻微；其安全耐受性好，对血脂、凝血、糖代谢影响小；给药方便，疗效优异，不良反应轻微，推荐作为保守性手术后的用药。②炔诺酮 5.0～7.5 mg/d（每片 0.625 mg），或甲羟孕酮 20～30 mg/d（每片 2 mg），连服 6 个月；若用药期间出现阴道突破性出血，可每天加服补佳乐 1 mg，或已烯雌酚 0.25～0.50 mg。

由于炔诺酮、甲羟孕酮类孕激素疗效短暂，妊娠率低，EMT 复发率高，现临床上已较少应用。

2.假绝经疗法

使用药物阻断下丘脑 GnRH-a 和垂体促性腺激素的合成和释放，直接抑制卵巢激素的合成，以及有可能与靶器官性激素受体相结合，导致 FSH 和 LH 值低下，从而使子宫内膜萎缩，导致短暂闭经。因不同于绝经期后 FSH 和 LH 升高，故称假绝经疗法。常用药物有达那唑、孕三烯酮等。

（1）达那唑：是一种人工合成的 17α-乙炔睾酮衍生物，抑制 FSH 和 LH 峰，产生闭经;并直接与子宫内膜的雄激素和孕激素的受体结合,导致异位内膜腺体和间质萎缩、吸收而痊愈。

用法:月经第 1 天开始口服,每天 600～800 mg,分 2 次口服,连服 6 个月。或使用递减剂量,300 mg/d 逐渐减至 100 mg/d 的维持剂量,作为 GnRH-a 治疗后的维持治疗 1 年,能有效缓解盆腔疼痛。

达那唑宫内节育器能有效缓解 EMT 有关的疼痛症状,且无口服时的不良反应。达那唑阴道环给药可系统有效治疗深部浸润型 EMT 的盆腔疼痛,不良反应非常少见,可以作为术后长期维持治疗。

(2)孕三烯酮:是 19-去甲睾酮衍生物,有雄激素和抗雌孕激素作用,作用机制类似达那唑,疗效优于达那唑,不良反应较达那唑轻。其耐受性、安全性及疗效不如 GnRH-a。

用法:月经第 1 天开始口服,每周 2 次,每次 2.5 mg,连服 6 个月。

3.其他药物

(1)他莫昔芬(TAM):是一种非甾体类的雌激素拮抗剂,可与雌激素竞争雌激素受体,降低雌激素的净效应,并可刺激孕激素的合成,而起到抑制雌激素作用,能使异位的子宫内膜萎缩,造成闭经,并能缓解因 EMT 引起的疼痛等症状。但 TAM 治疗中又可出现雌激素样作用,长期应用可引起子宫内膜的增生,诱发卵巢子宫内膜异位囊肿增大。

用法:每天 20～30 mg,分 2～3 次口服,连服 3～6 个月。

(2)米非司酮:能与孕酮受体及糖皮质激素受体结合,下调异位和在位子宫内膜的孕激素受体含量并抑制排卵,造成闭经,促进 EMT 病灶萎缩,缓解疼痛。

用法:月经第 1 天开始口服,每天 10～50 mg,连服 6 个月。

(3)有前景的药物:芳香化酶抑制剂类,如来曲唑;GnRH-a 类药物,如西曲瑞克;基质金属蛋白酶抑制剂及抗血管生成治疗药物等。

4.免疫调节治疗

EMT 是激素依赖性疾病,性激素抑制治疗已广泛应用于临床并取得了一定的短期疗效,包括达那唑、GnRH-a 和口服避孕药等。但是高复发率及长期使用产生的严重药物不良反应影响了后续治疗。研究表明,EMT 的形成和发展有免疫系统的参与,包括免疫监视的缺失、子宫内膜细胞对凋亡和吞噬作用的抵抗及对子宫内膜细胞有细胞毒性作用的 NK 细胞活性的降低。因此,免疫调节为 EMT 治疗开辟了新的途径。目前,以下几种药物在 EMT 治疗研究中获得了初步疗效。

(1)己酮可可碱:是一种磷酸二酯酶抑制剂,它既可以影响炎症调节因子的产生,也可以调节免疫活性细胞对炎症刺激的反应,近年来被认为可能对EMT有效而成为EMT免疫调节治疗的研究重点。己酮可可碱可以通过提高细胞内的环磷腺苷水平来减少炎症细胞因子的产生或降低其活性,如TNF-α。此外,还具有抑制T淋巴细胞和B淋巴细胞活化,降低NK细胞活性,阻断白细胞对内皮细胞的黏附等作用。研究发现,己酮可可碱可以调节EMT患者腹膜环境的免疫系统功能,减缓子宫内膜移植物的生长,逆转过度活化的巨噬细胞,有效改善EMT相关的不孕。己酮可可碱不抑制排卵,对孕妇是安全的,适用于治疗与EMT相关的不孕症。

手术后使用己酮可可碱可治疗轻度EMT,剂量为800 mg/d,12个月的妊娠率从18.5%提高到31%,可以明显减轻盆腔疼痛。但也有研究认为此药并不能明显改善轻度到重度EMT患者的妊娠率,不能降低术后EMT复发率。

(2)抗TNF-α治疗药物:TNF-α是一种促炎症反应因子,是活化的巨噬细胞的主要产物,与EMT的形成和发展有关。EMT患者腹水中TNF-α水平增高,并且其水平与EMT的严重程度相关。抗TNF-α治疗除了阻断TNF-α对靶细胞的作用外,还包括抑制TNF-α的产生。该类药物有英夫利昔单抗、依那西普、重组人TNF结合蛋白Ⅰ等。

(3)干扰素-α2b:干扰素-α能刺激NK细胞毒活性,并可促使CD8细胞表达。无论在体外试验或动物模型中,干扰素-α2b对于EMT的疗效均得以证实。

(4)白细胞介素12(IL-12):IL-12的主要作用是调节免疫反应的可适应性。IL-12可以作用于T淋巴细胞和NK细胞,从而诱导其他细胞因子的产生。其中产生的干扰素-γ可以进一步增强NK细胞对子宫内膜细胞的细胞毒性作用,以及促进辅助性T淋巴细胞反应的产生。小鼠腹腔内注射IL-12可明显减小异位子宫内膜病灶的表面积和总重量。但目前缺乏临床试验证实其疗效。

(5)中药:中医认为扶正固本类中药多有免疫促进作用,有促肾上腺皮质功能及增强网状内皮系统的吞噬作用,增加T淋巴细胞的比值。活血化瘀类中药对体液免疫与细胞免疫均有一定的抑制作用,不仅能减少已生成的抗体,而且还抑制抗体形成,对已沉积的抗原抗体复合物有促进吸收和消除的作用,还有抗炎、降低毛细血管通透性等作用。由丹参、莪术、三七、赤芍等组方的丹莪妇康煎具有增强细胞免疫和降低体液免疫的双向调节作用,疗效与达那唑相似。但是中药的具体免疫调节作用尚缺乏实验室证据的支持,且报道的临床疗效可重复性不强。

5.左炔诺孕酮宫内节育系统(LNG-IUS)

LNG-IUS 直接减少病灶中的雌二醇受体,使雌二醇的作用减弱导致异位的子宫内膜萎缩,子宫动脉阻力增加,减少子宫血流量,减少子宫内膜中前列腺素的产生,明显减少月经量,改善 EMT 患者的盆腔疼痛,缓解痛经症状。与 GnRH-a 相比,LNG-IUS 缓解 EMT 患者痛经疗效与其相当,减少术后痛经复发;不增加心血管疾病风险,且降低血脂,不引起低雌激素症状,没有减少骨密度的严重不良反应,可长期应用;不规则阴道流血发生率高于 GnRH-a。如果 EMT 患者需要长期治疗,可优先选择 LNG-IUS,在提供避孕的同时,是治疗 EMT、子宫腺肌病和慢性盆腔痛的有效、安全、便捷的治疗手段之一,尤其适合合并有子宫腺肌病的 EMT 患者长期维持治疗使用。

LNG-IUS 含 52 mg 左炔诺孕酮,每天释放 20 μg,可有效使用 5 年。放置 LNG-IUS 一般选择在月经的 7 天以内;如果更换新的 LNG-IUS 可以在月经周期的任何时间。早孕流产后可以立即放置,产后放置应推迟到分娩后 6 周。

6.GnRH-a

GnRH-a 是目前最受推崇、最有效的 EMT 治疗药物。连续使用 GnRH-a 可下调垂体功能,造成药物暂时性去势及体内促性腺激素水平下降、低雌激素状态:由于卵巢功能受抑制,产生相应低雌激素环境,使 EMT 病灶消退。目前常用的有长效 GnRH-a 制剂,如进口的曲普瑞林、戈舍瑞林、布舍瑞林等;国产的长效 GnRH-a 制剂有亮丙瑞林,短效 GnRH-a 制剂有丙氨瑞林。

(1)用法:长效 GnRH-a 制剂于月经第 1 天开始注射,每 28 天注射 0.5~1.0 支,注射 3~6 支,最多不超过 6 支。

(2)不良反应:主要为雌激素水平降低引起的类似围绝经期综合征的表现,如潮热、多汗、血管舒缩不稳定、乳房缩小、阴道干燥等反应,占 90%左右,一般不影响继续用药。严重雌激素减少,雌二醇<734 pmol/L,可增加骨中钙的吸收,而发生骨质疏松。

(3)反向添加疗法:指联合应用 GnRH-a 及雌、孕激素,使体内雌激素水平达到“窗口剂量”,既不影响 EMT 的治疗,又可最大限度地减轻低雌激素的影响。其目的是减少血管收缩及长期使用 GnRH-a 对于骨密度的损害。可以用雌、孕激素的联合或序贯方法。

用药方法:应用 GnRH-a 3 个月后,联合应用以下药物。①GnRH-a+戊酸雌二醇 1~2 mg/d+甲羟孕酮 2~4 mg/d;②GnRH-a+戊酸雌二醇 1~2 mg/d+炔诺酮 5 mg/d;③GnRH-a+替勃龙 2.5 mg/d。

雌二醇阈值窗口概念：血清雌二醇在110～146 pmol/L为阈值窗口，在窗口期内可不刺激EMT病灶生长，也能满足骨代谢和血管神经系统对雌激素的需求，故可适当添加激素维持雌激素阈值水平，减少不良反应。适当的反加不影响GnRH-a疗效，且可有效减少不良反应，延长用药时间。

(4)GnRH-a反减治疗：以往采用GnRH-a先足量再减量的用药方法，近年有更合理的长间歇疗法，延长GnRH-a用药间隔时间至每6周1次，共用4次，也能达到和维持有效的低雌激素水平，是经济、有效且减少不良反应的给药策略，但其对于EMT远期复发率的影响有待进一步研究。

(五)药物与手术联合治疗

手术治疗可恢复正常解剖关系，去除病灶并同时分离粘连，但严重的粘连使病灶不能彻底清除，显微镜下和深层的病灶无法看到，术后的并发症有时难以避免。手术后的粘连是影响手术效果、导致不孕的主要原因。药物治疗虽有较好的疗效，但停药后短期内病变可能复发，致密的粘连妨碍药物到达病灶内而影响疗效。根据病情程度在手术前后给予药物治疗。术前应用GnRH-a，在低雌激素作用下，患者腹腔内充血减轻，毛细血管充血和扩张均不明显，使粘连易于分离，卵巢异位瘤易于剥离，有利于手术的摘除，还可预防术后粘连。术后用1～2个月的药物，可以抑制手术漏掉的病灶发展，预防手术后EMT复发。

八、EMT的复发与处理

EMT复发是指经手术和规范药物治疗，病灶缩小或消失及症状缓解后，再次出现临床症状且恢复至治疗前水平或加重，或再次出现子宫内膜异位病灶。EMT总体的复发率高达50%以上，作为一种慢性活动性疾病，无论给予什么治疗，患者总处于复发的危险之中，特别是年轻的、保守性手术者。实际上，难以区分疾病的再现或复发，还是再发展或持续存在，更难界定治疗后多长时间再出现复发。无论何种治疗很难将异位病灶清除干净，尤其是药物治疗。复发的生物学基础是异位子宫内膜细胞可以存活并有激素的维持。这种异位病灶可以很"顽强"，在经过全期妊娠已经萎缩的异位种植可能在产后1个月复发。也有报道在经过卵巢抑制后3个星期，仅在激素替代3天即可再现病灶。复发的主要表现是疼痛及结节或包块的出现，80%的患者经盆腔检查即可得知，超声、血清CA125检查可助诊，最准确的复发诊断是腹腔镜检查。一般以药物治疗的复发率为高，1年的复发率是51.6%。保守性手术的每年复发率是13.6%，5年复发率是40%～50%。

EMT复发的治疗基本遵循初治原则，但应个体化。如药物治疗后痛经复发，应手术治疗。手术后 EMT 复发可先用药物治疗，仍无效者应考虑手术治疗。年龄较大、无生育要求且症状严重者，可行根治性手术治疗。对于有生育要求且未合并卵巢子宫内膜异位囊肿者，给予 GnRH-a 3 个月后进行体外受精-胚胎移植。卵巢子宫内膜异位囊肿复发可进行手术治疗或超声引导下穿刺，术后给予 GnRH-a 3 个月后进行体外受精-胚胎移植。

第二节　子宫腺肌病

子宫腺肌病是指子宫内膜向肌层良性浸润并在其中弥散性生长，其特征是在子宫肌层中出现异位的子宫内膜和腺体，伴有周围肌层细胞的代偿性肥大和增生。本病有 20%～50%的患者合并 EMT，约 30%合并子宫肌瘤。

目前，子宫腺肌病的发病有逐渐增加的趋势，其治疗的方法日趋多样化，治疗方法的选择应在考虑患者年龄、生育要求、临床症状的严重程度、病变部位与范围、患者的意愿等的基础上确定。

一、临床特征

（一）病史特点

（1）详细询问患者相关的临床症状，如月经量增多和进行性痛经。

（2）家族中有无相同病史。

（3）患者有医源性因素所致的子宫内膜创伤，如多次分娩、习惯性流产、人工流产、宫腔操作史。

（二）症状

子宫腺肌病的症状不典型，表现多种多样，没有特异性。约 35%的子宫腺肌病患者无临床症状，临床症状与病变的范围有关。

（1）月经过多：一般出血与病灶的深度呈正相关，偶尔也有轻度病变但月经过多者。

（2）痛经：呈逐渐加剧的进行性痛经，痛经常在月经来潮的前一周就开始，至月经结束。15%～30%的子宫腺肌病患者有痛经，疼痛的程度与病灶的深度有关，约 80%的痛经者为子宫肌层深部病变。

(3)其他症状:部分患者可有未明原因的月经中期阴道流血及性欲减退,子宫腺肌病不伴有其他不孕疾病时,一般对生育无影响,伴有子宫肌瘤时可出现肌瘤的各种症状。

(三)体征

妇科检查可发现子宫呈均匀性增大或有局限性结节隆起,质地变硬,一般不超过孕12周子宫的大小。近月经期检查,子宫有触痛;月经期由于病灶充血、水肿及出血,子宫可增大,质地变软,压痛较平时更为明显;月经期后再次妇科检查发现子宫有缩小,这种周期性出现的体征改变为诊断本病的重要依据之一。合并盆腔EMT时,患者子宫增大、后倾、固定、子宫骶韧带增粗,或直肠子宫陷凹处有痛性结节等。

二、辅助检查

(一)实验室检查

1.血常规

明确有无贫血。

2.CA125测定

子宫腺肌病患者血CA125水平明显升高,阳性率达80%,CA125水平在监测疗效上有一定价值。

(二)影像学检查

1.B超检查

B超检查为子宫腺肌病的常规诊断手段。图像特点:①子宫呈均匀性增大或后壁增厚,轮廓尚清晰;②子宫内膜线可无改变,或稍弯曲;③子宫切面肌壁回声不均匀,有时可见大小不等的无回声区。

2.MRI检查

MRI检查为目前诊断子宫腺肌病最可靠的无创伤性诊断方法,可以区别子宫肌瘤和子宫腺肌病,并可诊断两者是否同时存在,对决定处理方法有较大帮助。图像表现:①子宫增大,外缘尚光滑;② T_2WI显示子宫的正常解剖形态扭曲或消失;③子宫后壁明显增厚,结合带厚度 >8 mm;④ T_2WI显示子宫壁内可见一类似结合带的低信号肿物,与稍高信号的子宫肌层边界不清,类似于结合带的局灶性或广泛性增宽,其中可见局灶性的大小不等斑点状高信号区,即为异位子宫内膜的陈旧性出血灶或未出血的子宫内膜岛。

(三)其他

(1)宫腔镜检查见子宫腔增大,有时可见异常腺体开口,并可排除子宫内膜病变。

(2)腹腔镜检查见子宫均匀增大,前后径增大更明显,子宫较硬,外观为灰白或暗紫色,有时浆膜面见突出的紫蓝色结节。

(3)肌层针刺活检:诊断的准确性依赖于取材部位的选择、取材次数及病灶的深度和广度,特异性较高,但敏感性较低,而且操作困难,故临床上较少应用。

三、诊断

子宫腺肌病的诊断一般并不难,最主要的困难在于与子宫肌瘤等疾病的鉴别诊断。子宫腺肌病与子宫肌瘤均是常见的妇科疾病,两种病变均发生在子宫,发病年龄相仿,多见于30～50岁的育龄女性,临床上容易互相混淆。一般来说,子宫腺肌病的突出症状是逐渐加重的继发性痛经,子宫肌瘤的突出症状却为月经过多及不规则出血,子宫腺肌病时子宫也有增大,但很少超过妊娠3个月子宫大小。

四、治疗

(一)治疗原则

由于子宫腺肌病的难治性,目前尚不能使每位患者均获得满意的疗效,应根据患者的年龄、生育要求和症状,实施个体化的多种手段的联合治疗策略。

(二)药物治疗

药物治疗子宫腺肌病近期疗效明显,但只是暂时性的,停药后症状体征常很快复发,对年轻有生育要求者、近绝经期者或不接受手术治疗者可试用达那唑、孕三烯酮或GnRH-a等治疗。

1.达那唑

达那唑适用于轻度及中度子宫腺肌病痛经患者。

用法:月经第1天开始口服200 mg,2～3次/天,持续用药6个月。若痛经不缓解或未闭经,可加至4次/天。疗程结束后约90%的症状消失。停药后4～6周恢复月经及排卵。

不良反应:恶心、头痛、潮热、乳房缩小、体重增加、性欲减退、多毛、痤疮、声音改变、皮脂增加、肌痛性痉挛等。但发生率低,且症状多不严重。

2.孕三烯酮

孕三烯酮是19-去甲睾酮的衍生物，有抗雌激素和抗孕激素的作用，不良反应的发生率同达那唑，但程度略轻。

用法：每周用药2次，每次2.5 mg，于月经第1天开始服用，6个月为1个疗程。因为用药量小，用药次数少，其应用近年来增多。孕三烯酮治疗轻症子宫腺肌病具有很好的效果，可达到治愈的目的，从而可防止其发展为重症子宫腺肌病，减少手术及术后并发症，提高患者生活质量。

3.GnRH-a

其为人工合成的十肽类化合物，能促进垂体细胞分泌LH和FSH，长期应用对垂体产生降调作用，可使LH和FSH分泌急剧减少。有研究表明，子宫腺肌病导致不孕与化学和免疫等因素有关，而GnRH-a有调节免疫活性的作用，且使子宫大小形态恢复正常，从而改善了患者妊娠率。但GnRH-a的作用是可逆性的，故对子宫腺肌病合并不孕症的治疗在停药后短期内不能自行受孕者，应选择辅助生殖技术。

4.其他药物

(1)孕激素受体拮抗剂：米非司酮为人工合成的19-去甲基睾酮衍生物，具有抗孕激素及抗皮质激素的作用。用法：米非司酮10 mg口服，1次/天，连续用3个月，治疗后患者停经，痛经消失，子宫体积明显缩小，不良反应少见。年轻患者停药后复发率高于围绝经期患者，复发者进行长期治疗有效。

(2)左旋18-甲基炔诺酮：诺普兰为左旋18-甲基炔诺酮皮下埋植剂，可治疗围绝经期子宫腺肌病，治疗后虽子宫体积无明显缩小，但痛经缓解率达100%。国内外报道，用LNG-IUS治疗子宫腺肌病痛经及月经过多有一定效果。

(3)短效口服避孕药：临床研究显示，长期服用短效口服避孕药可使子宫内膜和异位子宫内膜萎缩，缓解痛经，减少月经量，降低EMT的复发率。但是复方口服避孕药存在不良反应，服用后患者可出现阴道点滴出血或突破性出血、乳房触痛、头痛、体重改变、恶心和呕吐，以及情绪改变等不良反应，长期应用有血栓性疾病和心血管疾病风险。因此，复方口服避孕药的使用应综合患者各方面情况进行，以使患者获得最大益处。目前，国内外还没有关于该疗法用于子宫腺肌病治疗效果大样本的评价。

(4)孕激素：孕激素作用基于子宫内膜局部高剂量的孕酮，可引起蜕膜样变，上皮萎缩及产生直接的血管改变，使月经减少，甚至闭经。目前国外研究显示，地屈孕酮是分子结构最接近天然孕酮的一种孕激素，并具有更高的口服生物利用度。地屈孕酮是一种口服孕激素，可使子宫内膜进入完全的分泌相，从而可防止由雌激素引起的子宫内膜增生和癌变风险。地屈孕酮可用于内源性孕激素不足的各种疾病，它不产热，且对脂代谢无影响。极少数患者可出现突破性出血，一般增加剂量即可防止。地屈孕酮也可能发生其他发生在孕激素治疗中的不良反应，如轻微出血、乳房疼痛，肝功能损害极为少见。目前，国内外尚无使用地屈孕酮治疗子宫腺肌病的大型随机对照试验。

（三）手术治疗

药物治疗无效或长期剧烈痛经者，应行手术治疗。手术治疗包括根治性手术（子宫切除术）和保守性手术。

1.子宫切除术

子宫切除术是子宫腺肌病主要的治疗方法，也是唯一循证医学证实有效的方法，可以根治痛经和/或月经过多，适用于年龄较大、无生育要求者。近年来，阴式子宫切除术应用日趋增多，单纯子宫腺肌病子宫体积多＜12 孕周子宫大小，行阴式子宫切除术多无困难。若合并有 EMT，有卵巢子宫内膜异位囊肿或估计有明显粘连，可行腹腔镜子宫切除术。虽然有研究表明子宫腺肌病有大约 10％的病变可累及子宫颈，但也有研究表明子宫腺肌病主要见于子宫体部，罕见于子宫颈部位，只要保证切除全部子宫下段，仍可考虑行子宫次全切除术。

2.保守性手术

子宫腺肌病病灶切除术、子宫内膜去除术和子宫动脉栓塞术都属于保留生育功能的方法。腹腔镜下子宫动脉阻断术和病灶消融术（使用电、射频和超声等减少子宫腺肌病病灶量），近年来的报道逐渐增多，但这些手术的效果均有待于循证医学研究证实。

(1)子宫腺肌病病灶切除术：适用于年轻、要求保留生育功能的患者。子宫腺肌瘤一般能切除干净，可以明显地改善症状、增加妊娠机会。对局限型子宫腺肌病者本术可以切除大部分病灶，缓解症状。虽然弥散型子宫腺肌病者做病灶大部切除术后妊娠率较低，仍有一定的治疗价值。术前使用 GnRH-a 治疗3 个月，可以缩小病灶利于手术。做病灶挖除术的同时还可做子宫神经去除术或子宫动脉阻断术，以提高疗效。

(2)子宫内膜去除术：近年来，有报道在宫腔镜下行子宫内膜去除术治疗子宫腺肌病，术后患者月经量明显减少，甚至闭经，痛经好转或消失，对伴有月经过多的轻度子宫腺肌病者可试用。子宫内膜去除术虽可有效控制月经过多及痛经症状，但对深部病灶治疗效果较差。远期并发症常见的为子宫腔粘连、子宫腔积血、不孕、流产、早产等。

(3)子宫动脉栓塞术：近期效果明显，月经量减少约50%，痛经缓解率达90%以上，子宫及病灶体积缩小显著，彩色超声显示子宫肌层及病灶内血流信号明显减少，该疗法对要求保留子宫和生育功能的患者具有重大意义。但子宫动脉栓塞术治疗后的某些并发症尚未解决，远期疗效尚待观察，对日后生育功能的影响还不清楚，临床应用仍未普及，还有待于进一步积累经验。

(4)子宫病灶电凝术：通过子宫病灶电凝术可引起子宫肌层内病灶坏死，以达到治疗的目的。但病灶电凝术中很难判断电凝是否完全，因此不如手术切除彻底，子宫肌壁电凝术后病灶被瘢痕组织所代替，子宫壁的瘢痕宽大，弹性及强度降低，故术后子宫破裂风险增加。

(5)盆腔去神经支配治疗：近年来，国外学者采用开腹或腹腔镜下骶前神经切除术及子宫神经切除术治疗原发性及继发性痛经，取得了较好效果。

(6)腹腔镜下子宫动脉阻断术：子宫动脉结扎治疗子宫腺肌病的灵感来源于子宫动脉栓塞治疗子宫腺肌病的成功经验，但该术式目前应用的病例不多。由于痛经不能得到完全缓解，多数患者对手术效果并不满意。

五、预后与随访

(一)随访内容

随访内容通常包括患者主诉、疼痛评价、妇科检查、超声检查、血清CA125检测，如果是药物治疗者，需要检查与药物治疗相关的内容，如肝功能、骨密度等。

(二)预后

除非实施了子宫切除术，否则子宫腺肌病容易复发。因残留的子宫内膜腺体而发生恶变的较少见，与子宫腺肌病类似的EMT，其恶变率国内报道为1.5%，国外报道为0.7%～1.0%，相比之下，子宫腺肌病发生恶变更为少见。

第五章

病理妊娠

第一节 妊娠剧吐

妊娠剧吐是在妊娠早期发生、以恶心和呕吐频繁为重要症状的一组综合征，发病率为 0.3%～1.0%。恶性呕吐者可因酸中毒、电解质紊乱、肝肾衰竭而死亡。

一、病因

该病病因尚未明确。由于早孕反应的发生和消失过程与孕妇血 HCG 的升降时间相符，呕吐严重时，孕妇 HCG 水平较高；多胎妊娠、葡萄胎患者 HCG 值显著增高，呕吐发生率也高，症状较重；妊娠终止后，呕吐消失。故一般认为妊娠剧吐与 HCG 增高密切相关，但事实上症状的轻重与血 HCG 水平并不一定呈正相关。此外，恐惧妊娠、精神紧张、情绪不稳的孕妇易患妊娠剧吐，提示精神及社会因素对发病有影响。

二、临床表现

多见于年轻初孕妇，停经 6 周左右出现恶心、流涎和呕吐，初以晨间为重，随病情发展呕吐频繁，不局限于晨间。由于不能进食而导致孕妇脱水、电解质紊乱及体重下降；营养摄入不足可致负氮平衡，使血尿素氮及尿素增高；饥饿情况下机体动用脂肪供能，使脂肪代谢中间产物酮体增多而出现代谢性酸中毒。患者消瘦明显、极度疲乏、口唇干裂、皮肤干燥、眼球凹陷、尿量减少；体温轻度增高、脉搏增快、血压下降、尿比重增加、尿酮体阳性。肝、肾受损时可出现黄疸，血胆红素、转氨酶、肌酐和尿素氮升高，尿中出现蛋白和管型。严重者可发生视网膜出血，意识不清，呈现昏睡状态。

频繁呕吐、进食困难可引起维生素 B_1 缺乏，导致 Wernicke-Korsakoff 综合征，主要表现为中枢神经系统症状：眼球震颤、视力障碍、步态及站立姿势异常；有时患者可出现语言增多、记忆障碍、精神迟钝或嗜睡等脑功能紊乱状态。约10％的妊娠剧吐者并发此综合征。

三、诊断

根据停经后出现恶心、呕吐等症状，不难诊断；可用B超检查排除葡萄胎，并与可致呕吐疾病如急性病毒性肝炎、胃肠炎、胰腺炎、胆道疾病、脑膜炎及脑肿瘤等鉴别；测定血常规、血液黏稠度、电解质、二氧化碳结合力、尿比重、尿酮体等可判断病情严重程度；心电图检查可发现低血钾的影响；眼底检查可了解有无视网膜出血。

四、治疗

妊娠剧吐患者应住院治疗，禁食2～3天，每天静脉滴注葡萄糖注射液及林格氏液共3 000 mL，加入维生素 B_6、维生素C，维持每天尿量≥1 000 mL，并给予维生素 B_1 肌内注射。代谢性酸中毒者可适当补充碳酸氢钠，低钾者可静脉补钾，营养不良者可予5％氨基酸注射液、脂肪乳注射液静脉滴注。经治疗呕吐停止、症状缓解后可试饮食；如治疗效果不佳，可用氢化可的松200～300 mg加入500 mL 5％葡萄糖注射液中静脉滴注。出现以下情况应考虑终止妊娠：体温持续高于38 ℃，脉搏＞120次/分，持续黄疸或蛋白尿，出现多发性神经炎及神经性体征。

第二节　过期妊娠

妊娠达到或超过42周，称为过期妊娠。发生率为妊娠总数的5％～10％。过期妊娠的胎儿围生期疾病发病率和死亡率增高，孕43周时围生期胎儿死亡率为正常妊娠的3倍，孕44周时为正常妊娠的5倍。

一、原因

（一）雌、孕激素比例失调

雌、孕激素比例失调可能与内源性前列腺素和雌二醇分泌不足及孕酮水平增高有关,可导致孕激素优势,抑制前列腺素和缩宫素,使子宫不收缩,延迟分娩发动。

(二)胎儿畸形

无脑畸形不合并羊水过多时,由于胎儿无下丘脑,垂体-肾上腺轴发育不良,胎儿肾上腺皮质产生的肾上腺皮质激素及雌三醇的前身物质 16α-羟基硫酸脱氢表雄酮不足,使雌激素形成减少,孕周可长达 45 周。

(三)遗传因素

某家族、某个体常反复发生过期妊娠,提示过期妊娠与遗传因素可能有关。胎盘硫酸酯酶缺乏症是罕见的伴性隐性遗传病,可导致过期妊娠,因胎儿肾上腺与肝脏虽能产生足量 16α-羟基硫酸脱氢表雄酮,但胎盘缺乏硫酸酯酶,使其不能脱去硫酸根转变成雌二醇及雌三醇,从而血中雌二醇及雌三醇明显减少,致使分娩难以启动。

(四)子宫收缩刺激减弱

头盆不称或胎位异常,胎先露对子宫颈内口及子宫下段的刺激不强,可致过期妊娠。

二、病理

(一)胎盘

过期妊娠的胎盘主要有 2 种类型:一种是胎盘的外观和镜检均与足月胎盘相似,胎盘功能基本正常。另一种表现为胎盘功能减退,如胎盘绒毛内的血管床减少,间质内纤维化增加,以及合体细胞结节形成增多;胎盘表面有梗死和钙化,组织切片显示绒毛表面有纤维蛋白沉淀、绒毛内有血管栓塞等。

(二)胎儿

1.正常生长

过期妊娠的胎盘功能正常,胎儿继续生长,约 25%的胎儿体重增加成为巨大儿,颅骨钙化明显,不易变形,导致经阴道分娩困难,使新生儿疾病发病率相应增加。

2.成熟障碍

由于胎盘血流不足、缺氧及养分的供应不足,胎儿不易再继续生长发育。可分为 3 期:①第Ⅰ期为过度成熟,表现为胎脂消失,皮下脂肪减少,皮肤干燥松弛多皱褶,头发浓密,指(趾)甲长,身体瘦长,容貌似“小老人”。②第Ⅱ期为胎儿缺氧，肛门括约肌松弛，有胎粪排出，羊水及胎儿皮肤黄染，羊膜和脐带绿染，围生期胎儿疾病发病率及死亡率最高。③第Ⅲ期为胎儿全身因粪染时间较长广泛着色，指（趾）甲和皮肤呈黄色，脐带和胎膜呈黄绿色。此期胎儿已经历和度过Ⅱ期危险阶段，其预后反而比Ⅱ期好。

3.胎儿生长受限

胎儿生长受限可与过期妊娠共存，后者更增加胎儿的危险性。过期妊娠的诊断首先要应正确核实预产期，并确定胎盘功能是否正常。

三、过期妊娠对母儿的影响

（一）胎儿窘迫

胎盘功能减退、胎儿供氧不足是过期妊娠时的主要病理变化，同时胎儿越成熟，对缺氧的耐受能力越差，故当临产子宫收缩较强时，过期胎儿就容易发生窘迫，甚至在子宫内死亡。过期妊娠时胎儿宫内窘迫的发生率为 13.1%～40.5%，为足月妊娠的 1.5～10.0 倍。曾在柏林国立妇产医院的 62 804 次分娩中，由过期妊娠导致的围生期胎儿死亡中近 3/4 与产时窒息和胎粪吸入有关。

（二）羊水量减少

妊娠 38 周后，羊水量开始减少，妊娠足月羊水量约为 800 mL，后随妊娠延长羊水量逐渐减少。妊娠 42 周后约 30%的孕妇羊水量减少至 300 mL 以下；羊水胎盘粪染率明显增高，是足月妊娠的 2～3 倍，若同时伴有羊水过少，则羊水粪染率增加。

（三）分娩困难及损伤

过期妊娠使巨大儿的发生率增加，达 6.4%～15.0%。

四、诊断

（一）核实预产期

（1）认真核实末次月经。

（2）月经不规则者，可根据孕前基础体温上升的排卵期来推算预产期；或根据早孕反应及胎动出现日期推算，或早孕期妇科检查子宫大小情况，综合分析判断。

（3）B 超检查：早期或孕中期的超声检查协助明确预产期。

（4）临床检查子宫符合足月孕大小，孕妇体重不再增加，或稍减轻，子宫颈成熟，羊水逐渐减少，均应考虑过期妊娠。

(二)判断胎盘功能

判断胎盘功能的方法:①胎动计数;②人胎盘催乳素(HPL)测定;③尿雌三醇比值测定;④B超检查,包括双顶径、胎盘功能分级、羊水量等;⑤羊膜镜检查;⑥无应激试验(NST)、催产素激惹试验(OCT)等。

1.胎动计数

胎动计数是孕妇自我监护胎儿情况的一种简易的手段,每个孕妇自感的胎动数差异很大,孕妇18~20周开始自感有胎动,夜间尤为明显,孕29~38周为胎动最频繁时期,接近足月胎动略为减少。如胎动异常应警惕胎儿宫内窘迫。缺氧早期胎儿躁动不安,表现为胎动明显增加,当缺氧严重时,胎动减少、减弱甚至消失,胎动消失后,胎心一般在24~48小时消失。每天早、中、晚固定时间各数1小时,每小时>3次,反映胎儿情况良好。也可将早、中、晚3次胎动次数的和乘以4,即为12小时的胎动次数。如12小时胎动达30次以上,反映胎儿情况良好;如果胎动少于10次,则提示胎儿宫内缺氧。

2.尿雌三醇及雌三醇/肌酐(E/C)测定

如24小时尿雌三醇的总量<10 mg,或尿E/C<10时,为子宫胎盘功能减退。

3.NST

(1)NST反应型:①每20分钟内有2次及2次以上伴胎心率加速的胎动;②加速幅度15次/分以上,持续15秒以上;③胎心率长期变异正常,3~6周期/分,变异幅度6~25次/分。

(2)NST无反应型:①监测40分钟无胎动或胎动时无胎心率加速反应。②伴胎心率基线长期变异减弱或消失。

(3)NST可疑型:①每20分钟内仅1次伴胎心加速的胎动;②胎心加速幅度<15次/分,持续<15秒;③基线长期变异幅度<6次/分;④胎心率基线水平异常,>160次/分或<120次/分;⑤存在自发性变异减速。符合以上任何1条即列为NST可疑型。

4.胎儿超声生物物理相的观察

评价胎儿宫内生理状态采用5项胎儿生物物理指标(biophysical profile score,BPS)。BPS最先由Manning提出,5项指标:①NST;②胎儿呼吸样运动;③胎动;④胎儿肌张力;⑤羊水量。

胎儿生物物理活动受中枢神经系统支配,中枢神经的各个部位对缺氧的敏感性存在差异。胎儿缺氧时首先NST表现为无反应型,胎儿呼吸样运动消失;

缺氧进一步加重，胎动消失，最后为胎儿肌张力消失。参照此顺序可了解胎儿缺氧的程度，估计其预后，也可减少监测中的假阳性率与假阴性率。

五、处理

过预产期应更严密地监护宫内胎儿的情况，每周应进行两次产前检查。凡妊娠过期尚不能确定，胎盘功能又无异常的表现，胎儿在宫内的情况良好，子宫颈尚未成熟，可在严密观察下待其自然临产。妊娠确已过期，并有下列任何一种情况时，应立即终止妊娠：①子宫颈已成熟；②胎儿体重＞4 000 g；③每 12 小时内的胎动计数＜10 次；④羊水中有胎粪或羊水过少；⑤有其他并发症者；⑥妊娠已达 43 周。

根据子宫颈成熟情况和胎盘功能及胎儿的情况来决定终止妊娠的方法。若子宫颈已成熟者，可采用人工破膜；破膜时羊水多而清，可在严密监护下经阴道分娩。子宫颈未成熟者可用可控释地诺前列酮栓引产。如胎盘功能不良或胎儿情况紧急，应及时行剖宫产。

目前，促子宫颈成熟的药物有 PGE_2 制剂，如阴道内栓剂（可控释地诺前列酮栓）；PGE_1 类制剂，如米索前列醇。可控释地诺前列酮栓已通过美国食品药品监督管理局（FDA）和国家药品监督管理局批准，可用于妊娠晚期引产前的促子宫颈成熟。而米索前列醇被广泛用于促子宫颈成熟，证明合理使用米索前列醇是安全有效的，现美国 FDA 已将米索前列醇禁用于晚期妊娠的条文删除。其他促子宫颈成熟的方法，包括低位水囊、Foley 导尿管、昆布条、海藻棒等，需要在阴道无感染及胎膜完整时才能使用，但是有发生潜在感染、胎膜早破、子宫颈损伤的风险。

（一）前列腺素制剂

常用的促子宫颈成熟的药物主要是 PG 制剂。PG 促子宫颈成熟的主要机制：一是通过改变子宫颈细胞外基质成分，软化子宫颈，如激活胶原酶，使胶原纤维溶解和基质增加；二是影响子宫颈和子宫平滑肌，使子宫颈平滑肌松弛，子宫颈扩张，宫体平滑肌收缩，牵拉子宫颈；三是促进子宫平滑肌细胞间缝隙连接的形成。

目前临床使用的 PG 制剂如下。

1.PGE_2 制剂

如阴道内栓剂（可控释地诺前列酮栓）是一种可控制释放的 PGE_2 制剂，含有 10 mg 地诺前列酮，以 0.3 mg/h 的速度缓慢释放，低温保存。外阴消毒后将可控释地诺前列酮栓放置于阴道后穹隆深处，在药物置入后，嘱孕妇平卧20～30分钟以利于药物吸水膨胀。2小时后复查，药物仍在原位则可活动。此药物特点是可以控制药物释放，在出现宫缩过强或过频时能方便取出。出现以下情况时应及时取出：①临产；②放置12小时后；③如出现过强和过频宫缩、变态反应或胎心律异常时；④如取出后宫缩过强、过频仍不缓解，可使用宫缩抑制剂。

2.PGE_1 制剂

米索前列醇是一种人工合成的PGE_1类似物，有100 μg和200 μg两种片剂，主要用于防治消化道溃疡，大量临床研究证实其可用于妊娠晚期促子宫颈成熟。米索前列醇促子宫颈成熟具有价格低、性质稳定易于保存、作用时间长等优点，尤其适合基层医疗机构应用。美国妇产科医师学会（ACOG）又重申对米索前列醇在产科领域使用的规范，新指南提出的多项建议中最重要的是将25 μg作为促子宫颈成熟和诱导分娩的米索前列醇初始剂量，频率不宜超过每6小时给药1次；有关使用大剂量米索前列醇（每6小时给药50 μg）安全性的资料有限且不明确，所以对使用大剂量米索前列醇仅定为B级证据建议。参考ACOG的规范标准并结合我国米索前列醇临床应用经验，中华医学会妇产科学分会产科学组成员与相关专家经过多次讨论，制订了我国米索前列醇在妊娠晚期促子宫颈成熟的应用常规：①用于妊娠晚期需要引产而子宫颈条件不成熟的孕妇。②每次阴道内放药剂量为25 μg，放药时不要将药物压成碎片。如6小时后仍无宫缩，在重复使用米索前列醇前应做阴道检查，重新评估子宫颈成熟度，了解原放置的药物是否溶化、吸收。如未溶化和吸收者则不宜再放。每天总量不得超过50 μg，以免药物吸收过多。③如须加用缩宫素，应该在最后一次放置米索前列醇4小时以上，并阴道检查证实药物已经吸收。④使用米索前列醇者应在产房观察，监测宫缩和胎心率，一旦出现宫缩过强或过频，应立即进行阴道检查，并取出残留药物。⑤有剖宫产史者或子宫手术史者禁用。

（二）缩宫素

小剂量静脉滴注缩宫素为安全常用的引产方法，但在子宫颈不成熟时，引产效果不好。其特点是可随时调整用药剂量，保持生理水平的有效宫缩，一旦发生异常可随时停药，缩宫素作用时间短，半衰期为5～12分钟。静脉滴注缩宫素推荐使用低剂量，最好使用输液泵，起始剂量为2.5 mU/min，根据宫缩调整滴速，一般每隔30分钟调整一次，直至出现有效宫缩。有效宫缩的判定标准为10分钟内出现3次宫缩，每次宫缩持续30～60秒。最大滴速一般不得超过10 mU/min，如达到最大滴速，仍不出现有效宫缩可增加缩宫素浓度。增加浓度的方法是以 500 mL 5%葡萄糖注射液中加 5 U 缩宫素即达到 1%缩宫素浓度，相当于每毫升液体含 10 mU 缩宫素，先将滴速减半，再根据宫缩情况进行调整，增加浓度后，最大增至 20 mU/min，原则上不再增加滴速和浓度。

(三)人工破膜术

用人工的方法使胎膜破裂，引起前列腺素和缩宫素释放，诱发宫缩。适用于子宫颈成熟的孕妇。缺点是有可能引起脐带脱垂或受压、母婴感染、前置血管破裂和胎儿损伤。不适用于胎头上浮的孕妇。破膜前要排除阴道感染。应在宫缩间歇期破膜，以避免羊水急速流出引起脐带脱垂或胎盘早剥。破膜前后要听胎心、破膜后观察羊水性状和胎心变化情况。单纯应用人工破膜术效果不好时，可加用缩宫素静脉滴注。

(四)其他

其他促子宫颈成熟的方法主要是机械性扩张，种类很多，包括低位水囊、Foley 导尿管、昆布条、海藻棒等，需要在阴道无感染及胎膜完整时才能使用。主要是通过机械刺激子宫颈管，促进子宫颈局部内源性前列腺素合成与释放而促进子宫颈管软化成熟。其缺点是有发生潜在感染、胎膜早破、子宫颈损伤的可能。

(五)产时处理

临产后应严密观察产程进展和胎心监测，如发现胎心律异常，产程进展缓慢，或羊水混有胎粪时，应立即行剖宫产。产程中应充分给氧。胎儿娩出前做好一切抢救准备，当胎头娩出后应立即清除鼻腔及鼻咽部黏液和胎粪。过期产儿疾病发病率及死亡率高，应加强其护理和治疗。

六、临床特殊情况的思考和建议

(1)子宫存在瘢痕的延期妊娠。

(2)子宫瘢痕有剖宫产、子宫肌瘤剥出(腹腔镜下或开腹子宫肌瘤剥出)、子宫损伤。我国剖宫产率居高不下，且剖宫产后再次妊娠的比例越来越高。随着剖宫产后再次妊娠阴道分娩开展，出现了剖宫产史的延期妊娠。对于剖宫产史的延期妊娠，处理比较棘手：由于采用药物(前列腺素或缩宫素)或人工破膜引产后，在产程中子宫破裂的风险将会增加，并不主张进行药物和人工破膜引产，所以采用再次择期剖宫产是比较安全的选择。

第三节　胎儿窘迫

胎儿在子宫内因急性或慢性缺氧而危及其健康和生命，称为胎儿窘迫。发生率为2.7%～38.5%。胎儿窘迫分急性和慢性2种：急性常发生在分娩期；慢性发生在妊娠晚期，但可延续至分娩期并加重。

一、病因

母体血液含氧量不足、母胎间血氧运输或交换障碍及胎儿自身因素异常均可导致胎儿窘迫。

（一）胎儿急性缺氧

胎儿急性缺氧由子宫胎盘血液循环障碍、气体交换受阻或脐带血液循环障碍所致。常见病因：①前置胎盘、胎盘早剥时，胎盘在胎儿娩出前与子宫壁剥离，如剥离面积大，则引起胎儿缺氧，甚至胎死宫内。②缩宫素使用不当，造成子宫收缩过强、过频及不协调，使子宫内压长时间超过母血进入绒毛间隙的平均动脉压，而致绒毛间隙中血氧含量降低。③脐带脱垂、真结、扭转等，使脐带血管受压甚至闭塞，血运受阻，胎儿急性缺氧，很快死亡。④母体严重血液循环障碍导致胎盘灌注急剧减少，如各种原因所致的休克。

（二）胎儿慢性缺氧

常见病因：①母体血液氧含量不足，如妊娠合并发绀型先天性心脏病或伴心功能不全、较大面积肺部感染、慢性肺功能不全（如驼背）、哮喘反复发作及重度贫血等；②子宫胎盘血管硬化、狭窄，使绒毛间腔血流灌注不足，如妊娠期高血压疾病、妊娠合并慢性肾炎、糖尿病等；③胎盘绒毛上皮细胞广泛变性、纤维蛋白沉积、钙化，甚至大片梗死，使胎盘有效气体交换面积减少，如过期妊娠、妊娠期高血压疾病等；④胎儿运输及利用氧能力降低，如严重心血管畸形、各种原因所致的溶血性贫血等。

二、病理生理

胎儿对宫内缺氧有一定的代偿能力。轻度、中度或一过性缺氧时，往往通过减少自身及胎盘耗氧量、增加血红蛋白释氧而缓解，不产生严重代谢障碍及器官损害，但长时间重度缺氧则可引起严重并发症。

(一)血气变化

因母体低氧血症引起的胎儿缺氧，胎儿脐静脉血氧分压降低，但二氧化碳分压往往正常。若胎盘功能正常，胎儿排出酸性代谢产物多无障碍，不发生呼吸性及代谢性酸中毒，胎儿可通过增加红细胞生成代偿低氧血症。而胎盘功能不良引起的胎儿缺氧，因胎盘血管阻力增高，脐静脉血液回流继发性减少，使胎儿下腔静脉中来自肢体远端含氧较少的血液比例相对增加，胎儿可利用氧减少，无氧酵解占优势，乳酸形成增加；又因胎盘功能障碍，二氧化碳通过胎盘弥散减少，致碳酸堆积，故胎盘功能不良所致的胎儿缺氧，胎儿常较早出现呼吸性及代谢性酸中毒。

(二)心血管系统的变化

因母体缺氧致低氧血症时，由于胎儿肾上腺髓质直接分泌或通过化学感受器、压力感受器的反射作用，使血中儿茶酚胺浓度增高，心血管系统产生 3 个主要变化，即血压增高、心率减慢、血液重新分布。胎盘血流量及胎儿心排血量多无改变。因胎盘功能不良引起的胎儿缺氧，同样可观察到血液重新分布：心、脑、肾上腺血管扩张，血流量增加，其他器官血管收缩，血流量减少。而血压变化则取决于 2 个相反因素的作用结果：一是胎盘血管阻力增高及儿茶酚胺分泌增加使血压增高；二是酸中毒时，心肌收缩力减弱使心排血量减少，引起血压下降。通常，缺氧早期血压轻度增高或维持正常水平，晚期则血压下降。心率变化取决于儿茶酚胺浓度及心脏局部因素相互作用的结果，前者使心率加快，而当心肌细胞缺氧，局部 H^+ 浓度增高时，心率减慢。

(三)泌尿系统变化

缺氧使肾血管收缩，血流量减少，肾小球滤过率降低，胎儿尿形成减少，从而使羊水量减少。

(四)消化系统变化

缺氧使胃肠道血管收缩，肠蠕动亢进，肛门括约肌松弛，胎粪排出污染羊水。

(五)呼吸系统变化

缺氧初期深呼吸增加，并出现不规则喘气，使粪染的羊水吸入呼吸道深处，继之胎儿呼吸暂停直至消失。

(六)中枢神经系统变化

缺氧初期通过血液重新分布维持中枢神经系统供氧。但长期严重缺氧、酸中毒使胎儿心肌收缩力下降，当心排血量减少引起血压下降时，脑血流灌注减少，血管壁损害，致脑水肿及出血；又因脑细胞缺氧，代谢障碍，细胞变性坏死，可能产生神经系统损伤后遗症。

三、临床表现及诊断

主要临床表现：胎心率异常、羊水粪染及胎动减少或消失。目前正常胎心率范围有不同标准。我国多年来一直采用的标准为120～160次/分，美国妇产科医师学会的标准也为120～160次/分。而国际妇产科学联盟采用110～150次/分。综合相关资料、结合目前国情，本书仍以120～160次/分为正常胎心率。诊断胎儿窘迫时不能单凭1次胎心听诊的结果，而应综合其他的因素一并考虑。若持续胎心听诊胎心＜120次/分或＞160次/分时应疑及胎儿有缺氧可能，须结合医疗条件采取相应措施排除或做出胎儿窘迫的诊断。有条件者可采用胎儿电子监护仪监护，了解胎心基率、基线变异及周期变化。

(一)急性胎儿窘迫

急性胎儿窘迫多发生在分娩期，常因脐带脱垂、前置胎盘、胎盘早剥、产程延长或宫缩过强及不协调等引起。

1.胎心率异常

缺氧早期，胎心率于无宫缩时增快，＞160次/分；缺氧严重时，胎心率＜120次/分。胎儿电子监护宫缩应激试验可出现晚期减速、变异减速。胎心率＜100次/分伴频繁晚期减速提示胎儿缺氧严重，可随时死亡。

2.羊水胎粪污染

羊水呈绿色、混浊、稠厚及量少。依据程度不同，羊水污染分3度：Ⅰ度浅绿色；Ⅱ度黄绿色、混浊；Ⅲ度棕黄色、稠厚。若胎先露固定，前羊水囊中羊水的性状可与胎先露上方羊水不同。因此，胎心率＜120次/分，而前羊水仍清时，应在无菌条件下，于宫缩间隙期轻轻上推胎儿先露部，了解其后羊水性状。注意勿用力上推胎儿先露部，以免脐带脱垂。

3.胎动异常

初期胎动频繁，继而减少至消失。

4.酸中毒

若胎儿头皮血血气分析显示pH＜7.2(正常值7.25～7.35)、PO_2＜1.3 kPa(10 mmHg)[正常值2.0～4.0 kPa(15～30 mmHg)]及PCO_2＞8.0 kPa(60 mmHg)[正常值4.7～7.3 kPa(35～55 mmHg)]，可诊断为胎儿酸中毒。

(二)慢性胎儿窘迫

慢性胎儿窘迫常发生在妊娠晚期,多因妊娠期高血压疾病、慢性肾炎、糖尿病、严重贫血、妊娠肝内胆汁淤积症及过期妊娠等导致。

1.胎动减少或消失

胎动<10 次/12 小时为胎动减少,是胎儿缺氧的重要表现之一。临床上常可见胎动消失 24 小时后胎心突然消失,应予警惕。监测胎动常用方法:嘱孕妇每天早、中、晚自行计数胎动各 1 小时,3 小时胎动之和乘以 4 得到 12 小时的胎动计数。

2.胎儿电子监护异常

NST 表现为无反应型,即持续 20 分钟胎动时胎心率加速≤15 次/分,持续时间≤15 秒,基线变异频率<5 次/分。OCT 可见频繁变异减速或晚期减速。

3.胎儿 BPS 低下

根据 B 超监测胎动、胎儿呼吸运动、胎儿肌张力、羊水量,加之胎儿电子监护 NST 结果综合评分(每项 2 分),≤3 分提示胎儿窘迫,4~7 分为胎儿可疑缺氧。

4.子宫高度、腹围小于正常

持续慢性胎儿缺氧,使胎儿子宫内生长受阻,各器官体积减小,胎儿体重低,表现为子宫高度、腹围低于同期妊娠第 10 百分位数。

5.胎盘功能低下

实验室检查:①雌三醇值降低。24 小时尿雌三醇<10 mg 或连续测定下降>30%;以及随意尿中雌激素/肌酐<10 均提示胎盘功能不良,胎儿缺氧;也可测定血清游离雌三醇,其值<40 nmol/L 提示胎盘功能低下。②HPL、妊娠特异 β_1 糖蛋白降低。晚期妊娠时,血清胎盘催乳素<4 mg/L、妊娠特异 β_1 糖蛋白<100 mg/L,提示胎盘功能不良。

6.羊水胎粪污染

羊膜镜检查见羊水混浊呈浅绿色至棕黄色。

7.胎儿氧脉仪检查异常

其原理是通过测定胎儿血氧饱和度了解血氧分压情况。主要优点:①无创伤检测,能连续监护;②预测缺氧较敏感,当氧分压仅轻度降低或尚无明显变化,而 pH 下降或二氧化碳分压增高时,可监测到血氧饱和度明显下降。

四、处理

(一)急性胎儿窘迫

应采取果断措施,紧急处理。

(1)积极寻找原因并予以治疗。如仰卧位低血压综合征者,应立即让患者取左侧卧位;若孕产妇有严重营养摄入不足,水、电解质紊乱或酸中毒时,应予以纠正;若缩宫素致宫缩过强者,应立即停用缩宫素,必要时使用抑制宫缩的药物。

(2)吸氧。患者采取左侧卧位,给予面罩或鼻导管持续给氧,每分钟流量10 L,能明显提高母体血氧含量,使胎儿氧分压提高。

(3)尽快终止妊娠,根据产程进展,决定分娩方式。①宫口未开全,出现下列情况之一者,应立即剖宫产:胎心率持续低于120次/分或高于180次/分,伴羊水污染Ⅱ度;羊水污染Ⅲ度,伴羊水过少;胎儿电子监护宫缩应激试验出现频繁晚期减速或重度变异减速;胎儿头皮血pH<7.20。②宫口开全:骨盆各径线正常者,胎头双顶径已超过坐骨棘平面以下,一旦诊断为胎儿窘迫,应尽快行经阴道助产,娩出胎儿。

无论剖宫产或阴道分娩,均须做好新生儿窒息抢救的准备。

(二)慢性胎儿窘迫

根据妊娠并发症特点及其严重程度,结合孕周、胎儿成熟度及胎儿窘迫的严重程度综合判断,拟定处理方案。

1.一般处理

患者卧床休息,取左侧卧位。定时吸氧,每天2～3次,每次30分钟。积极治疗妊娠并发症。

2.终止妊娠

妊娠近足月者胎动减少或OCT出现晚期减速、重度变异减速,或胎儿BPS≤3分时,应行剖宫产终止妊娠。

3.期待疗法

孕周小、估计胎儿娩出后存活可能性小时,须根据当地医疗条件,尽量采取保守治疗,以期延长孕周,同时促胎肺成熟,争取胎儿成熟后终止妊娠。并向家属说明,治疗过程中胎儿可能随时胎死宫内,且胎盘功能低下可影响胎儿发育,预后不良。

第四节　胎儿生长受限

胎儿生长受限(fetal growth restriction,FGR)是指胎儿体重低于同胎龄应有胎儿体重的第10百分位数以下,未达到其应有的生长潜力。管理FGR,关键在于区分出病理性生长受限的患者,给予干预,降低发病率和死亡率。

FGR的病因包括母体、胎儿和胎盘三方面,应积极寻找病因并对其治疗。

对FGR胎儿主要的监测手段是超声检查,包括生长超声测量(胎儿腹围、双顶径、头围、股骨)、羊水量及多普勒血流检测(脐动脉、大脑中动脉、静脉导管和脐静脉)。

FGR终止妊娠的时机须遵循个体化原则,综合考虑母体因素及胎儿因素(孕周、羊水量、BPS/NST和多普勒血流监测)。FGR不是剖宫产的指征,但可适当放宽剖宫产指征。

小于胎龄儿(small for gestational age infant,SGA)指超声检查估计胎儿体重低于同胎龄胎儿应有体重的第10百分位数以下。这个定义仅仅描述胎儿体重位于正常低限,但不指示病理性生长异常。

并不是出生体重低于第10百分位数的婴儿都是病理性生长受限,有些偏小是因为体质因素,仅仅是小个子。多达70%诊断为小于胎龄儿的婴儿,如果排除如母体的种族、孕产次及身高等影响出生体重的因素,这些婴儿实际上是适于胎龄儿,他们围生期发生并发症和死亡的风险不高。在不同国家出生的胎儿存在不同程度的生长受限,其中发达国家占4%～7%,发展中国家占6%～30%。严重的FGR被定义为胎儿估计体重小于第3百分位数,同时伴有多普勒血流的异常(定义为脐动脉搏动指数大于第95百分位数,舒张末期血流缺失或反流),这些胎儿的围生期并发症和死亡率明显增加,是不良结局的预测因素。

一、病因

FGR的病因迄今尚未完全阐明。约有40%的FGR发生于正常妊娠,30%～40%发生于伴有各种妊娠并发症或合并症者,10%由于多胎妊娠,10%由于胎儿感染或畸形。下列各个因素可能与FGR的发生有关。

(一)母体因素

1.妊娠并发症和合并症

妊娠期高血压疾病、慢性肾炎、糖尿病血管病变的孕妇由于子宫胎盘灌注不足易引起 FGR。自身免疫性疾病、发绀型先天性心脏病、严重遗传性贫血、严重肺部疾病等均引起 FGR。

2.遗传因素

胎儿出生体重差异,40%来自父母的遗传基因,又以母亲的影响较大,如孕妇身高、孕前体重、妊娠时年龄及孕产次等。

3.营养不良

孕妇偏食、妊娠剧吐及摄入蛋白质、维生素、微量元素和热量不足的,容易产生 FGR,胎儿出生体重与母体血糖水平呈正相关。

4.药物暴露和滥用

苯妥英钠、丙戊酸、华法林、吸烟、酒精、可卡因、毒品等均与 FGR 的发生相关。某些降压药由于降低动脉压,降低子宫胎盘的血流量,也影响胎儿宫内生长。

5.母体低氧血症

如长期处于高海拔地区。

(二)胎儿因素

1.染色体异常

21-三体综合征、18-三体综合征、13-三体综合征、Turner 综合征、猫叫综合征、染色体缺失、单亲二倍体等常伴发 FGR。超声检查没有发现明显畸形的 FGR 胎儿中,近 20%可发现核型异常,当生长受限和胎儿畸形同时存在时,染色体异常的概率明显增加。21-三体综合征 FGR 一般是轻度的,18-三体综合征胎儿常有明显的生长受限。

2.胎儿结构畸形

如先天性成骨不全和各类软骨营养障碍、无脑儿、脐膨出、腹裂、膈疝、肾发育不良、心脏畸形等可伴发 FGR,严重结构畸形的婴儿有 1/4 伴随生长受限,畸形越严重,婴儿越可能是 SGA。许多遗传性综合征也与 FGR 的发生有关。

3.胎儿感染

在 FGR 患者中,多达 10%可发生病毒、细菌、原虫和螺旋体感染。常见宫内感染包括风疹病毒、单纯疱疹病毒、巨细胞病毒、弓形体、梅毒螺旋体及艾滋病病毒等感染。

4. 多胎妊娠

与正常单胎妊娠相比，双胎或多胎妊娠更容易发生其中一个或多个 FGR。

(三)胎盘脐带因素

单脐动脉、帆状胎盘、轮廓状胎盘、副叶胎盘、小胎盘、胎盘嵌合体等是发生 FGR 的高危因素。此外，慢性部分胎盘早剥、广泛性梗死或绒毛膜血管瘤均可造成 FGR。

二、临床表现及分类

(一)正常的胎儿生长

正常的胎儿生长反映了胎儿遗传生长潜能与胎儿、胎盘和母体健康调节的相互作用。胎儿生长过程包含 3 个连续且有些许重叠的阶段：第 1 个阶段是细胞增生阶段，包括了妊娠的前 16 周；第 2 个阶段被认为是细胞增生和增大并存的阶段，发生在妊娠第 16～32 周，涉及细胞大小和数量的增加；第 3 个阶段，被称为细胞增大阶段，发生在妊娠第 32 周至足月期间，特征为细胞大小迅速增加。

(二)异常的胎儿生长

上述的正常生长模式形成 FGR 临床分类的基础。

(1)均称型 FGR 占生长受限胎儿的 20%～30%，是指由于早期胎儿细胞增生的总体受损而导致所有胎儿器官成比例减小的一种生长模式。

(2)非均称型 FGR 特征是腹部尺寸(如肝脏体积和皮下脂肪组织)比头围减小得相对较多，占 FGR 患者的 70%～80%。学者认为非均称型胎儿生长是由胎儿适应有害环境的能力所致，即以减少非重要胎儿器官(如腹部脏器、肺、皮肤和肾脏)血供为代价重新分配血流优先供应重要的器官(如脑、心脏、胎盘)。

在美国妇产科医师学会 2012 年修订的关于 FGR 的指南中，没有进行匀称型 FGR 和非匀称型 FGR 的比较，因为这两者的差别对于病因和预后的重要性还不清楚。

三、诊断及孕期监测

(一)病史

(1)准确判断孕龄：尽管孕早期和孕中期超声推算孕龄的准确性相似，但还是推荐使用孕早期 B 超来推算预产期。除了孕早期 B 超，推荐联合使用多种方法优于单一方法来推算孕龄。如果是体外受精导致的双胎，应根据胚胎种植时间来准确推算孕龄。

(2)详细询问病史,分析寻找本次妊娠过程中是否存在导致 FGR 的高危因素。如母体有无慢性高血压、慢性肾病、自身免疫性疾病、严重贫血等疾病史,有无接触有毒有害物质、滥用药品或毒品,有无吸烟、酗酒等。

(二)体征

根据子宫底高度推测胎儿的大小和增长速度,确定末次月经和孕周后,产前检查测量子宫底高度,在孕 28 周后如连续 2 次子宫底高度小于正常的第 10 百分位数时,则有 FGR 的可能。子宫底高度是最常用的筛查胎儿大小的参数,但有 1/3 的漏诊率和大约 1/2 的误诊率,因此对于诊断 FGR 的价值有限。

(三)超声检查

1.B 超检查

B 超检查是诊断 FGR 的关键手段,最常用的几个参数为胎儿腹围、头围、双顶径、股骨和羊水量。测量胎儿腹围,或腹围联合头部尺寸(双顶径或头围)和/或股骨长,可以较好地估算胎儿体重。

(1)双顶径:对疑有 FGR 者,应动态监测胎头双顶径的生长速度来评估胎儿的发育状况。一般来说,胎儿双顶径每周增长<2.0 mm,或每 3 周增长<4.0 mm,或每 4 周增长<6.0 mm,或妊娠晚期每周增长<1.7 mm,则应考虑有 FGR 的可能。

(2)腹围:胎儿腹围的测量是估计胎儿大小最可靠的指标。有学者认为腹围百分位数是筛查 FGR 最敏感的独立指标,如果胎儿腹围在正常范围内,就可以排除 FGR,其假阴性率<10%。如果腹围或胎儿估计体重在相应孕龄胎儿的第 10 百分位数以下,可以诊断 FGR。

(3)股骨:有报道,股骨长度低值仅能评价是否存在匀称型 FGR。

(4)羊水量:是 FGR 重要的诊断和评估预后的指标。当胎儿血流重分布以保障重要脏器血液灌注时,肾脏血流量不足,胎儿尿液产生减少导致羊水量减少。77%~83%的 FGR 合并有超声诊断的羊水过少。但是羊水过少难以准确评估,且通常伴发 FGR 以外的妊娠并发症。此外,一些明显发育受限的病例羊水量反而正常。因此,没有羊水过少也不能排除 FGR 的诊断。

2.多普勒超声

一旦确诊 FGR,应开始严密监测。每 2 周进行超声下胎儿估重,同时进行多普勒超声检测脐动脉血流。如条件允许,进一步检查胎儿大脑中动脉血流、静脉导管血流及脐静脉的多普勒血流征象。并依据病情需要增加监测频率。脐动脉血流多普勒检测可以有效帮助医师决定产科干预方法，从而降低新生儿围生期死亡率、严重疾病的发病率及对未足月生长受限胎儿的不必要引产。

(1)脐动脉：缺氧时，反映在血管多普勒超声上，最明显也是最早发生变化的是脐动脉阻力升高。脐动脉首先出现舒张末期血流降低，搏动指数(pulsatility index，PI)升高。但是，脐动脉有时太敏感，外界环境变化都可能影响其测值。因此，一次超声检测脐动脉 PI 值略微升高不一定表示胎儿存在缺氧，须复查与随访。严重缺氧时，出现脐动脉舒张末期血流缺失，甚至出现反流，反流是胎儿状况不佳的证据。

(2)大脑中动脉：大脑中动脉阻力降低，舒张期血流量增加，反映了继发于胎儿缺氧的代偿性“脑保护效应”，多普勒血流检测表现为大脑中动脉 PI 降低。大脑中动脉与脐动脉的 PI 比值＜1.0，提示胎儿缺氧可能性大。大脑中动脉不如脐动脉那么过分敏感，如果测得阻力降低，很有可能是处于缺氧状态下血流重新分配的结果。

(3)静脉导管及脐静脉：随着脐动脉阻力的进行性增加，胎儿心功能受损且中心静脉压升高，从而导致静脉导管及其他大静脉中的舒张期血流减少。静脉导管 a 波缺失或反向，或脐静脉出现搏动提示心血管系统不稳定，且是即将发生胎儿酸中毒和死亡的征象。

四、孕期处理

(一)积极寻找并尽快去除可能的病因

1.母体

(1)病史采集和体格检查：寻找与 FGR 相关的母体疾病，如母体血管疾病、抗磷脂综合征等。

(2)感染：建议行 TORCH 筛查，必要时可行特定的羊水病毒 DNA 检测。病毒感染的超声影像标志通常没有特异性，但包括脑部和/或肝脏的强回声和钙化、积水。

2.胎儿

(1)结构检查：因为重大先天性异常通常与无法维持胎儿正常生长相关，所以推荐对所有病例进行详细的胎儿解剖结构检查。

(2)染色体检查：当 FGR 为早发均称型、较严重(胎儿体重＜第 3 百分位数)、伴随羊水过多(提示 18-三体综合征)或结构异常时，建议进行胎儿染色体核型分析。

(二)动态监测胎儿宫内状况

脐动脉多普勒血流检测联合标准胎儿监护,如 NST、BPS 或两者联合监测,可改善 FGR 胎儿预后。

(三)宫内治疗

1.卧床休息

没有证据表明卧床休息能够真正加速胎儿生长或改善 FGR 胎儿的预后,却可引起孕妇高凝状态导致相应并发症增加,以及孕妇过分紧张和产后恢复较慢。

2.吸氧

孕妇吸氧不能改善 FGR 胎儿预后,一旦吸氧停止,胎儿氧化能力进一步恶化,长期高氧状态导致胎儿的肺功能障碍。

3.补充营养物质

营养和饮食补充策略对于预防 FGR 的发生无效,所以不推荐。

4.糖皮质激素

如估计在 34 周前分娩 FGR 胎儿,产前须应用糖皮质激素,因为与改善早产儿的预后有关。

5.硫酸镁

如 32 周前可能分娩,硫酸镁的使用可以保护胎儿和围生儿脑神经。

6.改善胎盘血流灌注

没有证据明确药物干预对改善胎盘血流灌注有效,但从几项试验及 Meta 分析的累积数据来看,低剂量阿司匹林可以起到作用。相比之下,尚无证据支持注射用抗凝药物肝素的防治 FGR 的作用。

(四)适时终止妊娠

1.终止妊娠时机

胎儿确定为 FGR 后,决定分娩时间较困难,必须在胎儿死亡的危险和早产的危害之间权衡利弊。

(1)孕 34 周后:如果羊水量、胎儿脐动脉收缩压及多普勒血流检测均正常,每周监测直至 37 周后,并在 40 周前考虑分娩。如果羊水量异常(羊水指数<5 cm或最大羊水深度<2 cm),胎儿脐动脉收缩压和/或多普勒表现异常,考虑结束妊娠。

(2)孕 34 周前:如果胎儿监测结果保持良好,对于有脐动脉舒张末期血流缺失者应期待妊娠至 34 周分娩;脐动脉舒张末期血流反流者,建议在妊娠 32 周时分娩;脐动脉舒张末期血流降低但没有缺失或反流时,妊娠可被延迟直至 37 周以后。

2.终止妊娠方式

FGR 不是剖宫产手术指征。选择分娩方式应从胎儿宫内状况和子宫颈成熟度两方面考虑。如果胎儿宫内情况良好、胎儿成熟、Bishop 子宫颈成熟度评分≥7 分及无产科禁忌证者可以经阴道分娩,但要加强产时胎心监测;如果羊水过少、胎儿窘迫、胎儿停止发育及合并其他产科指征时,应考虑剖宫产。

3.新生儿处理

FGR 胎儿存在缺氧时容易发生胎粪吸入,故应即时处理新生儿,清理声带下的呼吸道吸出胎粪,并做好新生儿复苏抢救。及早喂养糖水以防止低血糖,并注意防止低血钙,防止感染及纠正红细胞增多症等并发症。

五、预后

如果胎儿是 SGA,但解剖结构正常且羊水量及生长速率适当,则其结局通常将是正常的体质性小新生儿。相比之下,真正的 FGR 儿围生期死亡率和并发症发病率会增加,且会对生长、发育及心血管健康产生长期影响。这些病例的并发症发病率和死亡率受 FGR 病因、生长延迟发生、早产时的胎龄小,以及生长受限严重程度的影响。

(一)死亡率

对于估算胎儿体重小于同胎龄体重第 10 百分位数的胎儿,胎儿死亡的总体风险为 1.5%,而小于第5 百分位数的胎儿其总体风险为 2.5%。

(二)并发症

短期并发症与低出生体重和早产有关,这些并发症包括体温调节受损、低血糖、红细胞增多症、高黏滞血症、低钙血症、高胆红素血症、感染及免疫功能受损。也有关于酸血症、呼吸暂停、呼吸窘迫、脑室内出血及坏死性小肠结肠炎的风险增加的报道。影响 FGR 胎儿出生后远期结局的主要因素有病因和畸形。Low 等随访 FGR 胎儿至 9～11 岁的研究发现,FGR 胎儿出生后的远期不良结局主要包括认知功能较差、神经系统发育不良、粗大肌肉运动功能较弱、低智商且书写能力差。此外,FGR 胎儿成年后高血压、糖尿病和冠状动脉粥样硬化性心脏病等心血管和代谢性疾病的发病率较高。

(三)复发风险

生育过 SGA 的女性在下次妊娠时有再次分娩 SGA 的倾向。来自荷兰的一项前瞻性全国性队列研究发现,对于第 1 次妊娠时分娩了 SGA 的女性和分娩了非 SGA 的女性,第 2 次妊娠时分娩非异常 SGA(<第 5 百分位数)的风险分别为 23%和 3%。

六、临床特殊情况的思考和建议

FGR 的孕期监测和处理对于改善围生儿预后非常重要,但目前国内的临床处理仍存在许多经验治疗,缺乏循证医学证据,根据 2013 年 ACOG 关于 FGR 的指南,以下为 A 级证据。

(1)脐动脉多普勒血流联合标准胎儿监护,比如 NST、BPS 或两者联合监测,与改善 FGR 胎儿预后有关。

(2)如估计在 34 周前分娩 FGR 胎儿,产前须应用糖皮质激素,此与改善早产儿的预后有关。

(3)如 32 周前可能分娩,硫酸镁的使用可以增加对胎儿和围生儿的脑保护。

(4)营养和饮食补充策略对于预防 FGR 的发生无效,并且不被推荐。

第六章

产科重症

第一节　羊水栓塞

羊水栓塞是指羊水进入母体血液循环，引起的急性肺栓塞、休克、弥散性血管内凝血(disseminated intravascular coagulation，DIC)、肾衰竭甚至骤然死亡等一系列病理生理变化过程。羊水栓塞以起病急骤、病情凶险、难以预料、病死率高为临床特点，是极其严重的分娩期并发症。

1926年，梅金(Megarn)首次描述了1例年轻产妇在分娩时突然死亡的典型症状，直到1941年，斯坦纳(Steiner)和卢施堡(Luschbaugh)等在患者血液循环中找到羊水有形成分，才命名此病为羊水栓塞。近年的研究认为，羊水栓塞与一般的栓塞性疾病不同，而与过敏性疾病更相似，故建议将羊水栓塞更名为妊娠过敏样综合征。

羊水栓塞的发病率国外为2.0/10万，我国为(2.18～5.00)/10万。足月妊娠时发生的羊水栓塞，孕产妇病死率高达70%～80%，占我国孕产妇死亡总数的4.6%。羊水栓塞的临床表现主要是迅速出现、发展极快的心肺功能衰竭及肺水肿，继之为因凝血功能障碍而发生大出血及急性肾衰竭。以上表现常是依次出现的，而急性心肺功能衰竭的出现十分迅速而严重，半数以上的患者在发病1小时内死亡，以致抢救常不能奏效。症状出现迅速者，甚至距离死亡的时间仅数分钟，所以仅40%的患者能活至大出血阶段。但也有少数患者(10%)在阴道分娩或剖宫产后1小时内，不经心肺功能衰竭及肺水肿阶段直接进入凝血功能障碍所致的大量阴道出血或伤口渗血阶段，这种情况称为迟发性羊水栓塞。至于中期妊娠引产时也可出现羊水栓塞，因妊娠期早，羊水内容物很少，因此症状轻，治疗的预后好。

一、病因

羊水栓塞的病因与羊水进入母体血液循环有关是研究者的共识，但是对致病机制的看法则有不同，晚期妊娠时，羊水中水分占98%，其他为无机盐、糖类及蛋白质，如清蛋白、免疫球蛋白A及免疫球蛋白G等，此外，尚有脂质如脂肪酸及胆红素、尿素、肌酐、各种激素和酶。如果已进入产程，羊水中还含有在产程中产生的大量的各种前列腺素，但重要的是还有胎脂块，即自胎儿皮肤脱落下的鳞形细胞、毳毛及胎粪，在胎粪中含有大量的组胺、玻璃酸质酶。研究者认为，这一类有形物质进入血流是在羊水栓塞中引起肺血管机械性阻塞的主要原因。而产程中产生的前列腺素类物质进入人体血流，由于其收缩血管作用，加强了羊水栓塞病理生理变化的进程。值得注意的是，羊水中物质进入母体的致敏问题也成为人们关注的焦点，人们早就提出羊水栓塞的重要原因之一就是羊水所致的过敏性休克。在20世纪60年代，研究者发现在子宫的静脉内出现鳞形细胞，但患者无羊水栓塞的临床症状。另外，又有一些患者有典型的羊水栓塞的急性心肺功能衰竭及肺水肿症状，而尸检时并未找到羊水中所含的胎儿物质。克拉克(Clark)等在46例羊水栓塞病例中发现有40%的患者有药物变态反应史，基于以上理由，Clark认为变态反应可能也是导致发病的主要原因，他甚至建议用妊娠过敏样综合征取代羊水栓塞这个名称。

Clark认为羊水栓塞的表现与过敏性及中毒性(内毒素性)休克相似，这些进入循环的物质，通过内源性介质，诸如组胺、缓激肽、细胞活素、前列腺素、白三烯、血栓烷等导致临床症状的产生。不过，败血症患者有高热，羊水栓塞则无此表现。过敏性反应中经常出现的皮肤表现、上呼吸道血管神经性水肿等表现，羊水栓塞患者亦不见此表现。而且过敏性反应应先有致敏的过程，羊水栓塞则同样可以发生在初产妇。所以也有人对此提出质疑。重要的是近几年中，有研究者着重研究了内源性介质在羊水栓塞发病过程中所起的作用。例如，阿格格米(Agegami)等对兔子注射含有白三烯的羊水，兔子经常以死亡为结局；若对兔子先以白三烯的抑制剂预处理，则兔子可免于死亡。基茨米勒(Kitzmiller)等则认为PGF_2在羊水栓塞中起了重要作用，PGF_2只在临产后的羊水中可以测到，对注射PGF和女性在产程中取得的羊水可以出现羊水栓塞的表现。马拉德尼(Maradny)等则认为在羊水栓塞复杂的病理生理过程中，血管内皮素使血流动力学受到一定影响，血管内皮素是人冠状动脉和肺动脉及人支气管强有力的收缩剂，对兔子及培养中人上皮细胞给予人羊水处理后，血管上皮素水平升高，特别是在注射含有胎粪的羊水后升高更为明显，而注射生理盐水则无此表现。

孔(Khong)等提出血管内皮素-1可能在羊水栓塞的发病上起一定作用，血管内皮素-1是一种强而有力的血管及支气管收缩物质。他们用免疫组织化学染色法证实在2例羊水栓塞死亡病例的肺小叶上皮、支气管上皮及小叶中巨噬细胞均有表达，其染色较浅，而在羊水中鳞形细胞有广泛表达。因此，血管上皮素可能在羊水栓塞的早期引起短暂的肺动脉高压的血流动力学变化。所以羊水栓塞的病因十分复杂，目前尚难以一种学说来解释其所有变化，故研究尚须不断深入。

(一)羊水进入母体血液循环的途径

进入母体循环的羊水量至今无人也无法计算，但羊水进入母体的途径有以下几种。

1.子宫颈内静脉

在产程中，子宫颈扩张使子宫颈内静脉有可能撕裂，或在手术扩张子宫颈、剥离胎膜、安置内监护器引起子宫颈内静脉损伤，静脉壁的破裂、开放，是羊水进入母体的一个重要途径。

2.胎盘附着处或其附近

胎盘附着处有丰富的静脉窦，如胎盘附着处附近胎膜破裂，羊水则有可能通过此裂隙进入子宫静脉。

3.胎膜周围血管

如胎膜已破裂，胎膜下蜕膜血窦开放，强烈的宫缩亦有可能将羊水挤入血窦而进入母体血液循环。另外，剖宫产子宫切口也日益成为羊水进入母体的重要途径之一。Clark所报告的46例羊水栓塞患者中，8例在剖宫产刚结束时发生。吉伯(Gilbert)报告的53例羊水栓塞患者中，32例(60%)有剖宫产史。

(二)羊水进入母体血液循环的条件

一般情况下，羊水很难进入母体血液循环。但若存在以下条件，羊水则有可能直接进入母体血液循环。

1.羊膜腔压力升高

多胎、巨大儿、羊水过多使子宫腔压力过高；临产后，特别是第二产程子宫收缩过强使羊膜腔压力升高；胎儿娩出过程中强力按压腹部及子宫等，使羊膜腔压力明显超过静脉压，羊水有可能被挤入破损的微血管而进入母体血液循环。

2.子宫血窦开放

分娩过程中各种原因引起的子宫颈裂伤,可使羊水通过损伤的血管进入母体血液循环。前置胎盘、胎盘早剥、胎盘边缘血窦破裂时,羊水也可通过破损血管或胎盘后血窦进入母体血液循环。剖宫产或中期妊娠钳刮术时,羊水也可从胎盘附着处血窦进入母体血液循环,发生羊水栓塞。

3.胎膜破裂

大部分羊水栓塞发生在胎膜破裂以后,羊水可从子宫蜕膜或子宫颈管破损的小血管进入母体血液循环中。剖宫产或羊膜腔穿刺时,羊水可从手术切口或穿刺处进入母体血液循环。

可见,羊膜腔压力升高、胎膜破裂和子宫血窦开放是发生羊水栓塞的主要原因。高龄产妇、经产妇、急产、羊水过多、多胎妊娠、过期妊娠、巨大儿、死胎、胎膜早破、人工破膜或剥膜、前置胎盘、胎盘早剥、子宫破裂、不正规使用缩宫素或前列腺素制剂引产、剖宫产、中期妊娠钳刮术等则是羊水栓塞的诱发因素。

二、病理生理

羊水进入母体血液循环后,通过多种机制引起机体的变态反应、肺动脉高压和凝血功能异常等一系列病理生理变化。

(一)过敏性休克

羊水中的抗原成分可引起Ⅰ型变态反应。在此反应中肥大细胞脱颗粒、异常的花生四烯酸代谢产物产生,包括白三烯、前列腺素、血栓素等进入母体血液循环,导致过敏性休克,同时,使支气管黏膜分泌亢进,导致肺的交换功能下降,反射性地引起肺血管痉挛。

(二)肺动脉高压

羊水中有形物质可直接形成栓子阻塞肺内小动脉,还可作为促凝物质促使毛细血管内血液凝固,形成纤维蛋白及血小板微血栓机械性阻塞肺血管,引起急性肺动脉高压。同时,有形物质尚可刺激肺组织产生和释放 $PGF_{2\alpha}$、5-HT、白三烯等血管活性物质,使肺血管反射性痉挛,加重肺动脉高压。羊水物质也可反射性引起迷走神经兴奋,进一步加重肺血管和支气管痉挛,导致肺动脉高压或心搏骤停。肺动脉高压又使肺血管灌注明显减少,通气和换气障碍,肺组织严重缺氧,肺毛细血管通透性增加,液体渗出,导致肺水肿、严重低氧血症和急性呼吸衰竭。肺动脉高压直接使右心负荷加重,导致急性右心衰竭。肺动脉高压又使左心房回心血量减少,则左心排血量明显减少,引起外周循环衰竭,使血压下降产生一系列心源性休克症状，产妇可因重要脏器缺血而突然死亡。

（三）DIC

羊水中含有丰富的促凝物质，进入母体血液后激活外源性凝血系统，在血管内形成大量微血栓（高凝期），引起休克和脏器功能损害。同时羊水中含有纤维蛋白溶解（简称纤溶）激活酶，可激活纤溶系统，加上大量凝血因子被消耗，血液由高凝状态迅速转入消耗性低凝状态（低凝期），导致血液不凝及全身出血。

（四）多脏器功能衰竭

由于休克、急性呼吸循环衰竭和 DIC 等病理生理变化，常导致多脏器受累。以急性肾脏功能衰竭、急性肝功能衰竭和急性胃肠功能衰竭等多脏器衰竭常见。

三、临床表现

羊水栓塞发病特点是起病急骤、来势凶险。90％的羊水栓塞发生在分娩过程中，尤其是胎儿娩出前后的短时间内。少数发生于临产前或产后 24 小时以后。剖宫产术或妊娠中期手术过程中也可发病。在极短时间内患者可因心肺功能衰竭、休克导致死亡。典型的临床表现可分为 3 个渐进阶段。

（一）心肺功能衰竭和休克

因肺动脉高压引起心力衰竭和急性呼吸循环衰竭，而变态反应可引起过敏性休克。在分娩过程中，尤其是刚破膜不久，产妇突然发生寒战、烦躁不安、呛咳气急等症状，随后出现发绀、呼吸困难、心率加快、面色苍白、四肢厥冷、血压下降。由于中枢神经系统严重缺氧，可出现抽搐和昏迷。肺部听诊可闻及湿啰音，若有肺水肿，产妇可咳血性泡沫痰。严重者发病急骤，甚至没有先兆症状，仅惊叫一声或打一次哈欠后，血压迅速下降，于数分钟内死亡。

（二）DIC 引起的出血

产妇度过心肺功能衰竭和休克阶段，则进入凝血功能障碍阶段，表现为大量阴道流血且血液不凝固、切口及针眼大量渗血、全身皮肤黏膜出血、血尿甚至出现消化道大出血。产妇可因出血性休克死亡。

（三）急性肾衰竭

由于全身循环衰竭，肾脏血流量减少，出现肾脏微血管栓塞，肾脏缺血引起肾组织损害，表现为少尿、无尿和尿毒症征象。一旦肾实质受损，可致肾衰竭。

典型临床表现的 3 个阶段可能按顺序出现，但有时也可不全部出现或按顺序出现，不典型者可仅有休克和凝血功能障碍。孕中期引产或钳刮术中发生的羊水栓塞,可仅表现为一过性呼吸急促、烦躁、胸闷后出现阴道大量流血。有些产妇因病情较轻或处理及时可不出现明显的临床表现。

四、诊断

羊水栓塞的诊断缺乏有效、实用的实验室检查,主要依靠的是临床诊断。而临床上诊断羊水栓塞主要根据发病诱因和临床表现,做出初步诊断并立即进行抢救,同时进行必要的辅助检查,目前通过辅助检查确诊羊水栓塞仍较困难。孕妇在围生期出现严重的呼吸、循环、血液系统障碍的病因有很多,如肺动脉血栓性栓塞、感染性休克、子痫等。所以对非典型病例,首先应排除其他原因,即可诊断为羊水栓塞。

需要与羊水栓塞进行鉴别诊断的产科并发症与合并症有空气栓子、过敏性反应、麻醉并发症、吸入性气胸、产后出血、恶性高热、败血症、血栓栓塞、宫缩乏力、子宫破裂及子痫。

(一)病史及临床表现

凡在病史中存在各种诱发羊水栓塞的因素及条件,如胎膜早破、人工破膜或剥膜、子宫收缩过强、高龄初产,在胎膜破裂后、胎儿娩出后或手术中产妇突然出现寒战、烦躁不安、气急、尖叫、呛咳、呼吸困难、大出血、凝血障碍、循环衰竭及不明原因休克,休克与出血量不成比例,首先应考虑为羊水栓塞。初步诊断后应立即进行抢救,同时进行必要的辅助检查来确诊。

(二)辅助检查

1.血涂片寻找羊水有形物质

抽取 5 mL 下腔静脉或右心房的血液,离心沉淀后取上层物做涂片,用瑞氏-吉姆萨(Wright-Giemsa)染色,镜检发现鳞状上皮细胞、毳毛、黏液,或行苏丹Ⅲ染色寻找脂肪颗粒,可协助诊断。过去认为这是确诊羊水栓塞的标准,但近年认为,这一方法既不敏感也非特异,在正常孕妇的血液中也可发现羊水有形物质。

2.子宫颈组织学检查

当患者行全子宫切除术,或死亡后进行尸体解剖时,可以对子宫颈组织进行组织学检查,寻找羊水成分的证据。

3.非侵入性检查方法

(1)神经氨酸-N-乙酰氨基半乳糖(Sialyl Tn)抗原检测:胎粪及羊水中含有 Sialyl Tn 抗原,羊水栓塞时母体血液中 Sialyl Tn 抗原浓度明显升高。应用放射免疫竞争法检测母体血液 Sialyl Tn 抗原水平，是一种敏感和无创伤性的诊断羊水栓塞的手段。

(2)测定母体血液中羊水-胎粪特异性的粪卟啉水平、纤维蛋白溶酶及 C3、C4 水平也可以帮助诊断羊水栓塞。

4.胸部 X 线检查

90%的患者可出现胸部 X 线片异常。双肺出现弥散性点片状浸润影，并向肺门周围融合，伴有轻度肺不张和右心扩大。

5.心电图检查

心电图可见 ST 段下降，提示心肌缺氧。

6.超声心动图检查

超声心动图可见右心房、右心室扩大，心排血量减少及心肌劳损等表现。

7.肺动脉造影术

肺动脉造影术是诊断肺动脉栓塞最可靠的方法，可以确定栓塞的部位和范围，但临床较少应用。

8.与 DIC 有关的实验室检查

可进行 DIC 筛选试验[包括血小板计数、凝血酶原时间(PT)、纤维蛋白原]和纤维蛋白溶解试验[包括纤维蛋白降解产物(PDP)、优球蛋白溶解时间、鱼精蛋白副凝试验]。

9.尸检

(1)肺水肿、肺泡出血，主要脏器如肺、心、胃、脑等组织及血管中找到羊水有形物质。

(2)心脏内血液不凝固，离心后镜检找到羊水有形物质。

(3)子宫或阔韧带血管内可见羊水有形物质。

(三)美国羊水栓塞的诊断标准

(1)患者出现急性低血压或心搏骤停。

(2)患者出现急性缺氧，表现为呼吸困难、发绀或呼吸停止。

(3)患者出现凝血功能障碍或无法解释的严重出血。

(4)上述症状发生在子宫颈扩张、分娩、剖宫产时或产后 30 分钟内。

(5)排除了其他原因导致的上述症状。

五、处理

羊水栓塞一旦确诊，应立即抢救产妇。主要原则为纠正呼吸循环衰竭、抗过敏、抗休克、防治 DIC 及肾衰竭、预防感染。病情稳定后立即终止妊娠。

(一)纠正呼吸循环衰竭

1.纠正缺氧

出现呼吸困难、发绀者,立即面罩给氧,流速为 5~10 L/min。必要时行气管插管,机械通气,正压给氧,如症状严重,应行气管切开。保证氧气的有效供给是改善肺泡毛细血管缺氧、预防肺水肿的关键。同时,也可改善心、脑、肾等重要脏器的缺氧症状。

2.解除肺动脉高压

立即应用解痉药,减轻肺血管和支气管痉挛,缓解肺动脉高压及缺氧。常用药物有以下几种。

(1)盐酸罂粟碱:是解除肺动脉高压的首选药物,可直接作用于血管平滑肌,解除平滑肌痉挛,对冠状动脉、肺动脉、脑血管均有扩张作用。首次剂量 30~90 mg,加入 20 mL 5%葡萄糖注射液中缓慢静脉注射,每天剂量不超过 300 mg。罂粟碱与阿托品合用,扩张肺小动脉效果更好。

(2)阿托品:可阻断迷走神经反射引起的肺血管痉挛及支气管痉挛,促进气体交换,解除迷走神经对心脏的抑制,使心率加快,增加回心血量,改善微循环,兴奋呼吸中枢。每隔 10~20 分钟静脉注射 1 mg,直至患者面色潮红,微循环改善。心率在 120 次/分以上者慎用。

(3)氨茶碱:可解除肺血管痉挛,松弛支气管平滑肌,降低静脉压与右心负荷,兴奋心肌,增加心排血量。250 mg 氨茶碱加入 20 mL 5%葡萄糖液注射缓慢静脉注射,必要时可重复使用。

(4)酚妥拉明:可解除肺血管痉挛,降低肺动脉阻力,消除肺动脉高压。5~10 mg 酚妥拉明加入 250~500 mL 5%葡萄糖注射液中,以 0.3 mg/min 的速度静脉滴注。

3.防治心力衰竭

为保护心肌和预防心力衰竭,尤其对心率超过 120 次/分者,除用冠状动脉扩张剂外,应及早使用强心剂。常用毛花苷 C 0.2~0.4 mg,加入 20 mL 25%葡萄糖注射液中缓慢静脉注射。必要时 4~6 小时后可重复应用。还可用营养心肌细胞药物如辅酶 A、三磷酸腺苷(ATP)和细胞色素 C 等。

(二)抗过敏

应用糖皮质激素可解除痉挛,稳定溶酶体,具有保护细胞及抗过敏作用,应及早大量使用。首选氢化可的松 100～200 mg 加入 50～100 mL 5%葡萄糖注射液中快速静脉滴注，再用氢化可的松 300～800 mg 加入 5%葡萄糖注射液 250～500 mL 中静脉滴注；也可用地塞米松 20 mg 缓慢静脉注射后，再用 20 mg 加入 250 mL 5%葡萄糖注射液中静脉滴注，根据病情可重复使用。

(三)抗休克

1.补充血容量

在抢救过程中，应尽快输注新鲜全血和血浆以补充血容量。与一般产后出血不同的是，羊水栓塞引起的产后出血往往会伴有大量的凝血因子的消耗，因此，在补充血容量时注意不要补充过量的晶体，要以补充血液，特别是凝血因子和纤维蛋白原为主。扩容首选低分子右旋糖苷 500 mL 静脉滴注(每天量不超过1 000 mL)。应做中心静脉压测定，了解心脏负荷状况，指导输液量及速度，并可抽取血液寻找羊水有形成分。

2.升压药

多巴胺 10～20 mg 加入 250 mL 5%葡萄糖注射液中静脉滴注。间羟胺 20～80 mg加入 250～500 mL 5%葡萄糖注射液中静脉滴注，滴速为 20～30 滴/分。根据患者血压情况调整滴速。

3.纠正酸中毒

在抢救过程中，应及时做动脉血气分析及血清电解质测定。若患者有酸中毒可用 250 mL 5%碳酸氢钠注射液静脉滴注，若有电解质紊乱，应及时纠正。

(四)防治 DIC

1.肝素

对已经发生 DIC 的羊水栓塞患者使用肝素要非常慎重，一般原则是“尽早使用，小剂量使用”或者是“不用”。所以临床上如果使用肝素治疗羊水栓塞，必须符合以下 2 个条件：①导致羊水栓塞的风险因素依然存在(子宫和子宫颈未被切除，子宫压力继续存在)，会导致羊水持续不断地进入母亲的血液循环，不使用肝素会使凝血因子的消耗继续加重；②有使用肝素的丰富经验，并且能及时监测凝血功能的状态。

用于羊水栓塞早期高凝状态时的治疗，尤其在发病后 10 分钟内使用效果更佳。肝素 25～50 mg(1 mg=125 U)加入 100 mL 0.9%氯化钠注射液中，静脉滴注 1 小时，以后再以 25～50 mg 肝素加入 200 mL 5%葡萄糖注射液中静脉缓滴，用药过程中可用试管法测定凝血时间，使凝血时间维持在 20～25 分钟。24 小时肝素总量应控制在100 mg(12 500 U)以内为宜。肝素过量(凝血时间超过30分钟)、有出血倾向时,可用鱼精蛋白可对抗,1 mg鱼精蛋白对抗肝素100 U。

2.抗纤溶药物

羊水栓塞由高凝状态向纤溶亢进发展时,可在肝素化的基础上使用抗纤溶药物,如6-氨基己酸4～6 g加入100 mL 5%葡萄糖注射液中,15～30分钟滴完,维持量为每小时1 g;氨甲环酸0.5～1.0 g加入100 mL 5%葡萄糖注射液静脉滴注;氨甲苯酸0.1～0.3 g加入20 mL 5%葡萄糖注射液稀释后缓慢静脉注射。

3.补充凝血因子

应及时补充凝血因子,如输新鲜全血、血浆、纤维蛋白原(2～4 g)等。

(五)预防肾衰竭

羊水栓塞的第三阶段为肾衰竭期,在抢救过程中应注意尿量。当血容量补足后仍少尿,应及时应用利尿剂:①呋塞米20～40 mg静脉注射;②20%甘露醇注射液250 mL静脉滴注,30分钟滴完。如用药后尿量仍不增加,表示肾功能不全或衰竭,按肾衰竭处理,尽早给予血液透析。

(六)预防感染

应用大剂量广谱抗生素预防感染。应注意选择对肾脏毒性小的药物,如青霉素、头孢菌素等。

(七)产科处理

(1)分娩前出现羊水栓塞,应先抢救母亲,积极治疗急性心力衰竭、肺功能衰竭、监护胎心率变化,病情稳定以后再考虑分娩情况。

(2)在第一产程出现羊水栓塞,考虑剖宫产终止妊娠,若患者为初产,新生儿为活产,术时出血不多,则可暂时保留子宫,子宫腔填塞纱布以防产后出血。若宫缩不良,则应行子宫切除,因为理论上子宫的血窦及静脉内仍可能有大量羊水及其有形成分。在行子宫切除时不主张保留子宫颈,因为保留子宫颈有时会导致少量羊水继续从子宫颈血管进入母体血液循环,使羊水栓塞的病情无法得到有效的缓解。

(3)在第二产程出现羊水栓塞,可考虑阴道分娩。分娩以后,若患者有大量的出血,虽经积极处理后效果欠佳,应及时切除子宫。

(4)分娩以后宫缩剂的应用:有争论,有人认为分娩后使用宫缩剂会促进更多的羊水成分进入血液循环,但多数人依然主张使用宫缩剂。

第二节　产后出血

产后出血是指胎儿娩出后 24 小时内阴道流血量超过 500 mL。产后出血是分娩期严重的并发症，是产妇四大死亡原因之首。产后出血的发病数占分娩总数的 2%～3%，如果先前有产后出血的病史，再发风险增加 2～3 倍。

每年全世界孕产妇死亡数为 51.5 万，99%在发展中国家；因产后出血致死者有 13 万，2/3 没有明确的危险因素。产后出血是全球孕产妇死亡的主要原因，更是导致我国孕产妇死亡的首位原因，占死亡原因的 54%。

我国产后出血防治组的调查显示，阴道分娩和剖宫产后 24 小时内平均出血量分别为 400 mL 和 600 mL。当前国外研究者建议，剖宫产后的失血量超过 1 000 mL才定义为产后出血。但在临床上如何测量或估计出血量存在困难，有产科研究者提出临床上估计出血量只是实际出血量的 1/2 或 1/3。因此，Combs 等主张以测定分娩前后血细胞比容来评估产后出血量，若产后血细胞比容减少 10%以上，或出血后须输血治疗者，判定为产后出血。但在急性出血的1 小时内血液常呈浓缩状态，血常规不能反映真实的出血情况。

产后出血可导致失血性休克、产褥感染、肾衰竭及继发垂体前叶功能减退等，直接危及产妇生命。

一、病理机制

胎盘剥离面的止血是由子宫肌纤维的结构特点和血液凝固机制共同决定的。子宫平滑肌分 3 层，内环、外纵、中层多方交织，子宫收缩可关闭血管及血窦。妊娠期血液处于高凝状态。子宫收缩的动因来自内源性缩宫素和前列腺素的释放。细胞内游离 Ca^{2+} 是肌肉兴奋-收缩耦联的活化剂，缩宫素可以释放和促进 Ca^{2+} 向肌细胞内流动，而前列腺素是 Ca^{2+} 载体，与 Ca^{2+} 形成复合体，将 Ca^{2+} 携带入细胞内。进入肌细胞内的 Ca^{2+} 与肌动蛋白、肌浆蛋白的结合引起子宫收缩与缩复，对子宫壁上的血管起压迫止血的作用。同时由于肌肉缩复使血管迂回曲折，血流阻滞，有利于血栓形成，血窦关闭。但是子宫肌纤维收缩后还会放松，因而受压迫的血管可以再度暴露开放并继续出血，因而根本的止血机制是血液凝固。在内源性前列腺素作用下血小板大量聚集，聚集的血小板释放血管活性物质，加强血管收缩，同时引起血液黏性变形形成血栓，导致凝血因子的大量释放，进一步发生凝血反应，形成的凝血块可以有效地堵塞胎盘剥离面暴露的血管达到自然止血的目的。因此，凡是影响子宫肌纤维强烈收缩、干扰肌纤维之间血管压迫闭塞和导致凝血功能障碍的因素，均可引起产后出血。

二、病因

产后出血的原因依次为子宫收缩乏力、胎盘因素、软产道裂伤及凝血功能障碍。这些因素可互为因果，相互影响。

(一)子宫收缩乏力

子宫收缩乏力是产后出血最常见的原因。胎儿娩出后，子宫收缩和缩复对肌束间的血管能起到有效的压迫作用。影响子宫收缩和缩复功能的因素，均可引起子宫收缩乏力性产后出血。常见因素如下。

1.全身因素

产妇精神极度紧张，对分娩过度恐惧，尤其对阴道分娩缺乏足够信心；临产后过多使用镇静剂、麻醉剂或子宫收缩抑制剂；合并慢性全身性疾病；体质虚弱等均可引起子宫收缩乏力。

2.产科因素

产程延长、产妇体力消耗过多，或产程过快，可引起子宫收缩乏力。前置胎盘、胎盘早剥、妊娠期高血压疾病、严重贫血、宫腔感染等产科并发症及合并症可使子宫肌层水肿或渗血，引起子宫收缩乏力。

3.子宫因素

子宫肌纤维发育不良，如子宫畸形或子宫肌瘤；子宫纤维过度伸展，如巨大胎儿、多胎妊娠、羊水过多；子宫肌壁受损，如有剖宫产、子宫肌瘤剔除、子宫穿孔等子宫手术史；产次过多、过频可造成子宫肌纤维受损，均可引起子宫收缩乏力。

(二)胎盘因素

根据胎盘剥离情况，胎盘因素所致产后出血类型如下。

1.胎盘滞留

胎儿娩出后，胎盘应在 15 分钟内排出体外。若 30 分钟仍不排出，影响胎盘剥离面血窦的关闭，导致产后出血。常见的情况：①胎盘剥离后，由于宫缩乏力、膀胱膨胀等因素，使胎盘滞留在子宫腔内，影响子宫收缩；②胎盘剥离不全，多因在第三产程胎盘完全剥离前过早牵拉脐带或按压子宫，已剥离的部分血窦开放，出血不止；③胎盘嵌顿为胎儿娩出后子宫发生局限性环形缩窄及增厚，将已剥离的胎盘嵌顿于子宫腔内，多为隐性出血。

2.胎盘粘连

胎盘粘连指胎盘全部或部分粘连于宫壁不能自行剥离，多次人工流产、子宫内膜炎或蜕膜发育不良等是常见原因。若完全粘连，一般不出血；若部分粘连，则部分胎盘剥离面血窦开放而胎盘滞留影响宫缩造成产后出血。

3.胎盘植入

胎盘植入指胎盘绒毛植入子宫肌层。部分胎盘绒毛植入使血窦开放，出血不易止住。

4.胎盘胎膜残留

胎盘胎膜残留多为部分胎盘小叶或副胎盘残留在子宫腔内，有时部分胎膜留在子宫腔内也可影响子宫收缩，导致产后出血。

(三)软产道裂伤

分娩过程中软产道裂伤，常与下述因素有关：①外阴组织弹性差；②急产、产力过强、巨大儿；③阴道手术助产操作不规范；④会阴切开缝合时，止血不彻底，子宫颈或阴道穹隆的裂伤未能及时发现。

胎儿娩出后，立即出现阴道持续流血，呈鲜红色，检查发现子宫收缩良好，应考虑软产道损伤，须仔细检查软产道。

(四)凝血功能障碍

凝血功能障碍见于：①与产科有关的并发症，如羊水栓塞、妊娠期高血压疾病、胎盘早剥及死胎均可并发 DIC；②产妇合并血液系统疾病，如原发性血小板减少、再生障碍性贫血等。由于凝血功能障碍，可造成产后切口及子宫血窦难以控制的流血，特征为血液不凝。

三、临床表现

产后出血主要表现为阴道流血或伴有失血过多引起的并发症，如休克、贫血等。

(一)阴道流血

不同原因的产后出血临床表现不同。胎儿娩出后立即出现阴道流血，色鲜红，应先考虑软产道裂伤；胎儿娩出几分钟后开始流血，色较暗，应考虑为胎盘因素；胎盘娩出后出现流血，其主要原因为子宫收缩乏力或胎盘、胎膜残留。若阴道流血呈持续性，且血液不凝，应考虑凝血功能障碍引起的产后出血。如果子宫动脉阴道支断裂可形成阴道血肿，产后阴道流血虽不多，但产妇有严重失血的症状和体征，尤其产妇诉说会阴部疼痛时，应考虑为隐匿性软产道损伤。

（二）休克症状

如果阴道流血量多或量虽少但时间长，产妇可出现休克症状，如眩晕、脸色苍白、脉搏细数、血压下降等。

四、诊断

产后出血容易诊断，但临床上目测阴道流血量的估计往往偏少。较客观检测出血量的方法如下。

（一）称重法

事先称重产包、手术包、敷料包和卫生巾等，产后再称重，前后重量相减所得的结果，换算为失血量毫升数（血液比重为 1.05 g/mL）。

（二）容积法

收集产后出血（可用弯盘或专用的产后接血容器），然后用量杯测量出血量。

（三）面积法

将血液浸湿的面积按 10 cm×10 cm 为 10 mL 计算。

（四）休克指数（shock index，SI）

SI 用于未做失血量收集或外院转诊产妇的失血量估计，为粗略计算。休克指数（SI）＝脉率/收缩压。

SI 为 0.5，血容量正常；SI 为 1.0，失血量为 10％～30％（500～1 500 mL）；SI 为 1.5，失血量为 30％～50％（1 500～2 500 mL）；SI 为 2.0，失血量为 50％～70％（2 500～3 500 mL）。

五、治疗

根据阴道流血的时间、数量和胎儿、胎盘娩出的关系，可初步判断造成产后出血的原因，根据病因选择适当的治疗方法。有时产后出血的几个原因可互为因果关系。

（一）子宫收缩乏力

胎盘娩出后，子宫缩小至脐平或脐下一横指；子宫呈圆球状，质硬；血窦关闭，出血停止。若子宫收缩乏力，子宫底升高，子宫质软呈水袋状。子宫收缩乏力有原发性和继发性，有直接原因和间接原因，对于间接原因造成的子宫收缩乏力，应及时去除原因。按摩子宫或用宫缩剂后，子宫变硬，阴道流血量减少，是子宫收缩乏力与其他原因导致出血的重要鉴别方法。

(二)胎盘因素

胎盘在胎儿娩出后10分钟内未娩出，并有大量阴道流血，应考虑胎盘因素，如胎盘部分剥离、胎盘粘连、胎盘嵌顿等。胎盘残留是产后出血的常见原因，故胎盘娩出后应仔细检查胎盘、胎膜是否完整。尤其应注意胎盘胎儿面有无断裂血管，警惕副胎盘残留的可能。

(三)软产道损伤

胎儿娩出后，立即出现阴道持续流血，应考虑软产道损伤，仔细检查软产道。

1.子宫颈裂伤

产后应仔细检查子宫颈，胎盘娩出后，用两把卵圆钳钳夹子宫颈并向下牵拉，从子宫颈12点处起顺时针检查一周。初产妇子宫颈两侧(3、9点处)较易出现裂伤。如裂口不超过1 cm，通常无明显活动性出血。有时破裂深至穹隆且伤及动脉分支，可有活动性出血，分为隐性或显性。有时子宫颈裂口可向上延伸至子宫体，向两侧延至阴道穹隆及阴道旁组织。

2.阴道裂伤

检查者用中指、食指压迫会阴切口两侧，仔细查看会阴切口顶端及两侧有无损伤及损伤程度和有无活动性出血。阴道下段前壁裂伤时出血活跃。

3.会阴裂伤

会阴裂伤按损伤程度分为3度：①Ⅰ度指会阴部皮肤及阴道入口黏膜撕裂，未达肌层，一般出血不多；②Ⅱ度指裂伤已达会阴肌层、累及阴道后壁黏膜，甚至阴道后壁两侧沟向上撕裂使原解剖结构不易辨认，出血较多；③Ⅲ度是指肛门外括约肌已断裂，甚至直肠阴道隔、直肠壁及黏膜的裂伤，裂伤虽较严重，但出血可能不多(图6-1)。

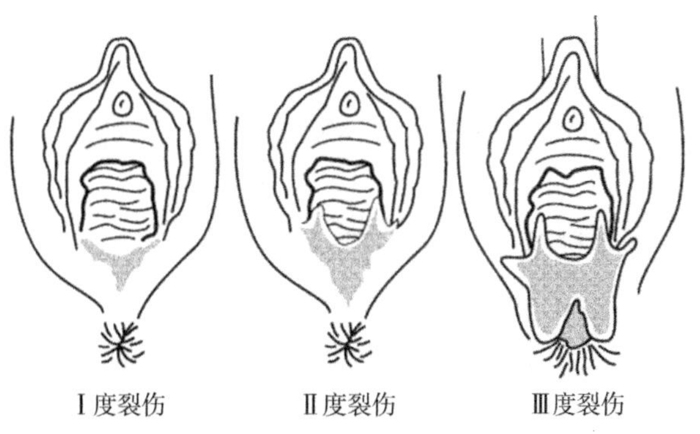

图6-1　会阴裂伤

(四)凝血功能障碍

若产妇有血液系统疾病或由于分娩引起 DIC 等情况，产妇表现为持续性阴道流血，血液不凝，止血困难，同时可出现全身部位出血灶。实验室诊断标准应同时有下列 3 项以上异常。

(1)血小板计数进行性下降至$<100\times10^9$/L，或有 2 项以上血小板活化分子标志物血浆水平升高：①β-甘油三酯(β-TG)；②血小板因子 4(PF_4)；③血栓烷 B_2(TXB_2)；④P_2选择素。

(2)血浆纤维蛋白原(Fg)含量<115 g/L 或>410 g/L，或呈进行性下降。

(3)3P 试验阳性，或血浆 FDP>20 mg/L 或血浆 *D*-二聚体水平较正常增高 4 倍以上(阳性)。

(4)PT 延长或缩短 3 秒以上，部分活化凝血时间(APTT)延长或缩短 10 秒以上。

(5)抗凝血酶Ⅲ活性(AT-Ⅲ：A)<60%或蛋白 C(PC)活性降低。

(6)血浆纤溶酶原抗原(PLG：Ag)<200 mg/L。

(7)凝血因子Ⅷ：C 活性<50%。

(8)血浆内皮素-1(ET-1)水平>80 ng/L 或凝血酶调节蛋白(TM)水平较正常增高 2 倍以上。

为了抢救患者生命，DIC 的早期诊断显得尤为重要。如果能在 DIC 早期做出诊断，那么患者的预后会有明显改善。

六、处理

产后出血的处理原则为针对原因、迅速止血、补充血容量、纠正休克及防治感染。

(一)子宫收缩乏力

加强宫缩是最迅速有效的止血方法。具体方法如下。

1.去除引起宫缩乏力的原因

若由于全身因素，则改善全身状态；若为膀胱过度充盈，则应导尿等。

2.按摩子宫

助产者一手在腹部按摩子宫底(拇指在前，其余 4 指在后)，同时压迫子宫底，将子宫内积血压出，按摩必须均匀而有节律(图 6-2)。如果无效，可用腹部-阴道双手按摩子宫法，即一手握拳置于阴道前穹隆顶住子宫前壁，另一手在腹部按压子宫后壁使宫体前屈，双手相对紧压子宫并做节律性按摩(图 6-3)。按压时间以子宫恢复正常收缩为止，按摩时注意无菌操作。

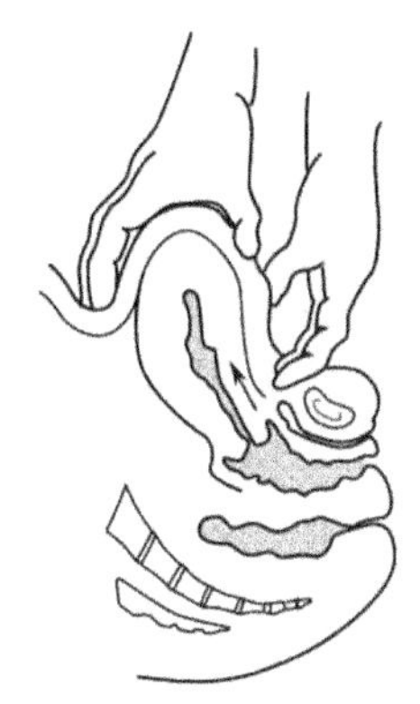

图 6-2　腹部按摩子宫

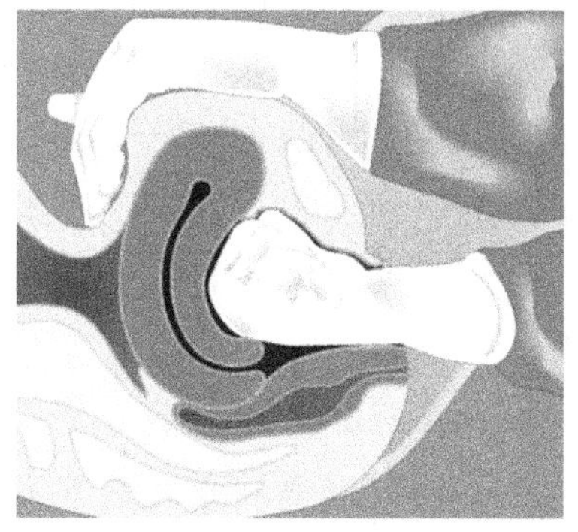

图 6-3　腹部-阴道双手按摩子宫

3.应用宫缩剂

(1)缩宫素：能够选择性地兴奋子宫平滑肌，增加子宫平滑肌的收缩频率及收缩力，有弱的血管加压和抗利尿作用。用药后 3～5 分钟起效，缩宫素半衰期为 10～15 分钟，作用时间 0.5 小时。肌内注射或缓慢静脉推注 10～20 U，然后 20 U 加入 500 mL 0.9%生理盐水或 5%葡萄糖注射液中静脉滴注。24 小时内用量不超过 40 U。子宫体、子宫颈注射等局部用药法效果则更佳。大剂量使用应注意尿量。卡贝缩宫素为长效缩宫素，是九肽类似物，100 μg 缓慢静脉推注或肌内注射，与持续静脉滴注缩宫素 16 小时的效果相当。

(2)麦角新碱：直接作用于子宫平滑肌，作用强而持久，稍大剂量可引起子宫强直性收缩，对子宫体和子宫颈都有兴奋作用，2～5 分钟起效。用法：肌内注射或静脉注射均可，静脉注射有较大的不良反应，紧急情况下可以使用。部分患者用药后可发生恶心、呕吐、出冷汗、面色苍白等反应，有妊娠期高血压疾病及心脏病者慎用。

(3)米索前列醇：是 PGE_1 的类似物，口服后能转化成有活性的米索前列醇酸，增强子宫平滑肌的节律性收缩。5 分钟起效，口服 30 分钟达血药浓度高峰；半衰期为 1.5 小时，持续时间长，可有效解决产后 2 小时内的出血问题，对子宫的收缩作用强于缩宫素。给药方法：在胎儿娩出后立即给予米索前列醇 600 μg 口服，直肠给药效果更好。

(4)卡前列甲酯栓：对子宫平滑肌有很强的收缩作用。1 mg 直肠给药可用于预防产后出血。

(5)卡前列素氨丁三醇注射液：可引发子宫肌群收缩，发挥止血功能，疗效好，止血迅速安全，不良反应轻微。难治性产后出血起始剂量为 250 μg 卡前列素氨丁三醇注射液，行深层肌内注射。某些特殊的患者，间隔 15～90 分钟后重复注射，总量不超过 2 000 μg(8 支)。对卡前列素氨丁三醇注射液过敏的患者、急性盆腔炎的患者、有活动性心肺肾肝疾病的患者忌用。不良反应：主要由平滑肌收缩引起，血压升高、呕吐、腹泻、哮喘、瞳孔缩小、眼内压升高、发热、脸部潮红。约 20%的患者有各种不同程度的不良反应，一般为暂时性，不久后可自行恢复。

(6)垂体后叶素：使小动脉及毛细血管收缩，同时也有兴奋平滑肌并使其收缩的作用。对剖宫产术中胎盘剥离面顽固出血的患者，将垂体后叶素 6 U(1 mL)加入 19 mL 0.9%生理盐水，在出血部位黏膜下多点注射，每点注射 1 mL，出血一般很快停止；如再有出血可继续注射至出血停止，用此方法 10 分钟之内出血停止者未发现不良反应。

(7)葡萄糖酸钙：Ca^{2+}是子宫平滑肌兴奋的必需离子，而且参与人体的凝血过程。静脉推注 10 mL 10%葡萄糖酸钙注射液，可使子宫平滑肌对宫缩剂的效应性增强，胎盘附着面出血减少，降低缩宫素用量。

4.宫腔填塞

宫腔填塞主要有两种方法：填塞纱布或填塞球囊。

(1)剖宫产术中遇到子宫收缩乏力，经按摩子宫和应用宫缩剂加强宫缩效果不佳时、前置胎盘或胎盘粘连导致剥离面出血不止时，直视下填塞子宫腔纱条可起到止血效果。但是胎盘娩出后子宫容积比较大，可以容纳较多的纱条，也可以容纳较多的出血，而且纱布填塞不易填紧，且因纱布吸血而发生隐匿性出血。可采用特制的长 2 m，宽 7～8 cm 的 4～6 层无菌脱脂纱布条，一般宫腔填塞需要 2～4 根，每根纱条之间用粗丝线缝合连接。术者左手固定子宫底部，右手或用卵圆钳将纱条沿子宫腔底部自左向右，来回折叠填塞宫腔，留足填塞子宫下段的纱条(一般需 1 根)后，将最尾端沿子宫颈放入阴道内少许，其后填满子宫下段，然后缝合子宫切口。若为子宫下段出血，也应先填塞宫腔，然后再用足够的纱条填充子宫下段。纱条须为完整的一根或中间打结以便于完整取出，缝合子宫切口时可在中间打结，注意勿将纱条缝入。24～48 小时取出纱条，应警惕感染。经阴道宫腔纱条填塞法因操作困难，常填塞不紧反而影响子宫收缩，一般不采用(图 6-4)。

(2)可供填塞的球囊有一种专为宫腔设计且能更好适应宫腔形态的，如巴克里(Bakri)紧急填塞球囊导管；原用于其他部位止血的球囊，但并不十分适合宫腔形态，如森-布管、鲁施(Rusch)泌尿外科静压球囊导管；产房自制的球囊，如手套或避孕套。经阴道放置球囊前，先放置导尿管以监测尿量。用超声或阴道检查大致估计宫腔的容量，确定宫腔内无胎盘胎膜残留、动脉出血或裂伤。在超声引导下将导管的球囊部分插入宫腔，球囊内应注入无菌生理盐水，而不能用空气或二氧化碳，也不能过度充盈球囊。

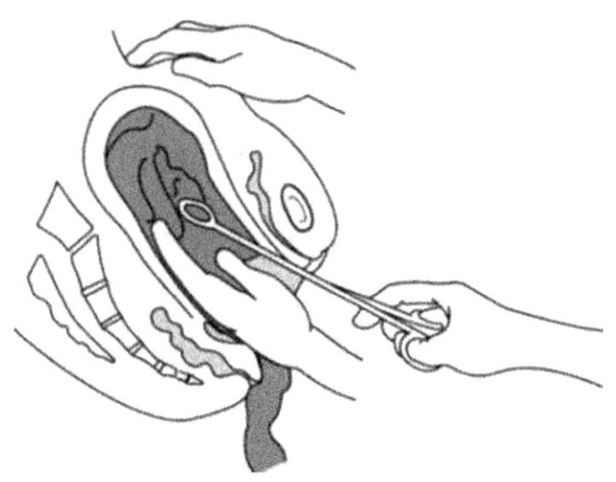

图 6-4　宫腔纱条填塞

所有宫腔填塞止血的患者应严密观察生命体征和液体出入量，观测子宫底高度和阴道出血情况，必要时行超声检查排除宫腔隐匿性出血。缩宫素维持使用 12～24 小时，促进子宫收缩；预防性应用广谱抗生素。8～48 小时取出宫腔填塞物，抽出前做好输血准备，先用缩宫素、麦角新碱或 PG 等宫缩剂。慢慢放出球囊内液体后再取出球囊，或缓慢取出纱条，避免发生再次出血。

5.盆腔动脉结扎

经上述处理无效，出血不止，为抢救产妇生命可结扎盆腔动脉。妊娠子宫的血液 90%由子宫动脉上行支供给，故结扎子宫动脉上行支后，可使子宫局部动脉压降低，血流量减少，子宫肌壁暂时缺血，子宫迅速收缩而达到止血的目的。子宫体支、子宫颈支与阴道动脉、卵巢动脉的各小分支均有吻合，故结扎子宫动脉上行支或子宫动脉总支，子宫卵巢动脉吻合支、侧支循环会很快建立，子宫组织不会发生坏死；并且采用可吸收缝合线结扎，日后缝线吸收、脱落，结扎血管仍可再通，不影响以后的月经及妊娠分娩。具体术式如下。

(1)子宫动脉上行支结扎术：主要适用于剖宫产胎盘娩出后子宫收缩乏力性出血，经宫缩剂及按摩子宫无效者，胎盘早剥致子宫卒中发生产后出血者，剖宫产胎儿娩出致切口撕伤，局部止血困难者。方法为一般在子宫下段进行缝扎，结扎为子宫动静脉整体结扎，将 2～3 cm 子宫肌层结扎在内非常重要；若已行剖宫产，最好选择在子宫切口下方 2～3 cm 进行结扎，如膀胱位置较高时应下推膀胱。第一次子宫动脉缝扎后如效果不佳，可以再缝第二针，多选择在第一针下

3～5 cm 处。第二次结扎包括了大部分供给子宫下段的子宫动脉支，宜采用 2-0 可吸收线或肠线，避免 8 字形缝合，结扎时带入一部分子宫肌层，避免对血管的钳扎与分离，以免形成血肿，增加手术难度。如胎盘附着部位较高，近子宫角部，则尚须结扎附着侧的子宫卵巢动脉吻合支。

(2)子宫动脉下行支结扎术：是以卵圆钳钳夹子宫颈前和/或后唇并向下牵引，暴露前阴道壁与子宫颈交界处，在子宫颈前唇距子宫颈阴道前壁交界处下方约 1 cm 处做长约 2 cm 横行切口，将子宫向下方及结扎的对侧牵拉，充分暴露视野，示指触摸搏动的子宫动脉作为指示进行缝扎，注意勿损伤膀胱，同法缝扎对侧。子宫动脉结扎后子宫立即收缩变硬，出血停止。但在下列情况下不宜行经阴道子宫动脉结扎：由其他病因引起的凝血功能障碍(感染、子痫前期等)；阴道部位出血而非子宫体出血。

经阴道子宫动脉下行支结扎特别适用于阴道分娩后子宫下段出血患者。对剖宫产术结束后，如再发生子宫下段出血，在清除积血后也可尝试以上方法，避免再次进腹。对前置胎盘、部分胎盘植入等患者可取膀胱截石位行剖宫产手术，必要时采用以上 2 种方法行子宫动脉结扎，可明显减少产后出血。

(3)髂内动脉结扎术(图 6-5)：髂内动脉结扎后血流动力学改变的机制，不是因结扎后动脉血供完全中止而止血，而是由于结扎后的远侧端血管动脉内压降低，血流明显减缓(平均主支局部脉压下降 75%，侧支下降 25%)，局部加压后易于使血液凝成血栓而止血，即将盆腔动脉血循环转变为类似静脉的系统，有效时间约为 1 小时。髂内动脉结扎后极少发生盆腔器官坏死现象，主要是因腹主动脉分出的腰动脉、髂总动脉分出的骶中动脉、来自肠系膜下动脉的痔上动脉、卵巢动脉、股动脉的旋髂动脉、髂外动脉的腹壁下动脉均可与髂内动脉的分支吻合，髂内动脉结扎后 45～60 分钟侧支循环即可建立，一般仍可使卵巢、输卵管及子宫保持正常功能。

髂内动脉结扎的适应证包括产后出血、行子宫切除术前后；保守治疗宫缩乏力失败；腹腔妊娠胎盘种植到盆腔，或胎盘粘连造成难以控制的出血；盆腔、阔韧带基底部持续出血；子宫破裂、严重撕裂伤，可能伤到子宫动脉。方法为确认髂总动脉的分叉部位，该部位有 2 个骨性标志：骶骨岬和两侧髂前下棘连线，输尿管由此穿过。首先与输尿管平行，纵行切开后腹膜 3～5 cm，分离髂总及髂内动脉分叉处，然后在距髂内外分叉下 2.5 cm 处，用直角钳轻轻从髂内动脉后侧穿过，钳夹两根 7 号丝线，间隔 1.5～2.0 cm 分别结扎，不剪断血管。结扎前后为防误扎髂外动脉，术者可提起缝线，用示、拇指收紧，使其暂时阻断血流，常规嘱台下 2 人触摸患者该侧足背动脉或股动脉，确定有搏动无误，即可结扎 2 次。必须小心勿损伤髂内静脉，否则会加剧出血程度。多数情况下，双侧结扎比单侧结扎效果好，止血可靠。

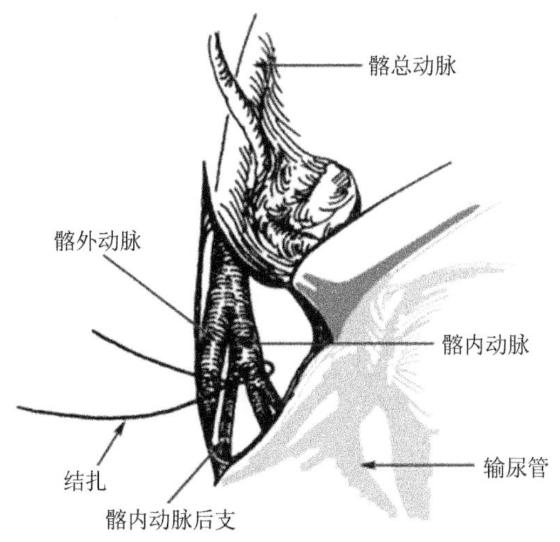

图 6-5　**髂内动脉结扎**

上述方法可逐步选用，效果良好且可保留生育功能。但应注意，结扎后只是使血流暂时中断，出血减少，应争取时间抢救休克。

6.子宫背带式缝合术(B-Lynch 缝合术)

B-Lynch 缝合术治疗产后出血，对传统产后出血的治疗来说是一个里程碑式的进展，如果正确使用，将大大提高产后出血治疗的成功率。B-Lynch 缝合术操作简单、迅速、有效、安全、能保留子宫和生育功能，易于在基层医院推广。B-Lynch缝合术的原理是纵向机械性压迫使子宫壁弓状血管被有效地挤压，血流明显减少、减缓、局部血栓形成而止血；同时子宫肌层缺血，刺激子宫收缩进一步压迫血窦，使血窦关闭而止血。此方法适用子宫收缩乏力、前置胎盘、胎盘粘连、凝血功能障碍引起的产后出血及晚期产后出血。B-Lynch 缝合术用于前置胎盘、胎盘粘连引起的产后出血时，须结合其他方法，如胎盘剥离面做 8 字形缝合止血后再行子宫 B-Lynch 缝合术；双侧子宫卵巢动脉结扎再用 B-Lynch 缝合术。

剖宫产术中遇到子宫收缩乏力，经按摩子宫和应用宫缩剂加强宫缩效果不佳时，术者可用双手握抱子宫并适当加压以估计施行 B-Lynch 缝合术的成功概率。此方法较盆腔动脉缝扎术简单易行，并可避免切除子宫，保留生育能力。具体缝合方法为距子宫切口右侧顶点下缘 3 cm 处进针，缝线穿过子宫腔至切口上缘 3 cm 处出针，将缝线拉至子宫底，在距右侧子宫角约 3 cm 处绕向子宫后壁，在与前壁相同的部位进针至子宫腔内；然后横向拉至左侧，在左侧子宫体后壁（与右侧进针点相同部位）出针，将缝线垂直绕过子宫底至子宫前壁，分别缝合左侧子宫切口的上、下缘（进出针的部位与右侧相同）。子宫表面前后壁均可见 2 条缝线。收紧 2 条缝线，检查无出血即可打结，然后再关闭子宫切口。子宫放回腹腔观察 10 分钟，注意下段切口有无渗血、阴道有无出血及子宫颜色，若正常即逐层关腹（图 6-6）。

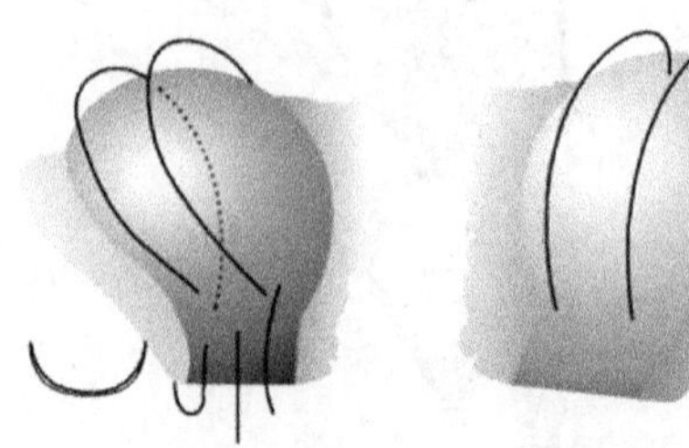

图 6-6　B-Lynch 缝合

7.动脉栓塞术

当以上治疗产后出血的方法失败后，动脉栓塞术是一个非常重要的保留子宫的治疗方法。产后出血动脉栓塞的适应证应根据不同的医院、实施动脉栓塞的手术医师的插管及栓塞的熟练程度而有所不同。总的来讲，须遵循以下适应原则：①各种原因所致的产后出血，在去除病因和行常规保守治疗后无效着；②包括已经发生 DIC（早期）的患者；③生命体征稳定或经抢救后生命体征稳定，可以搬动者；④手术医师应具有娴熟的动脉插管和栓塞技巧。

禁忌证：①生命体征不稳定，不宜搬动的患者；②DIC 晚期的患者；③其他不适合行介入手术的患者，如造影剂过敏。

在放射科医师协助下，行股动脉穿刺插入导管至髂内动脉或子宫动脉，注入直径 1～3 mm 大小的新胶海绵颗粒栓塞动脉，栓塞剂 2～3 周被吸收，血管复通。动脉栓塞术后还应注意：①在动脉栓塞后立即清除子宫腔内的积血，以利于子宫收缩；②术中、术后应使用广谱抗生素预防感染；③术后应继续使用宫缩剂促进子宫收缩；④术后应监测性激素分泌情况，观测卵巢有没有损伤；⑤及时防止子宫腔粘连，尤其是胎盘植入患者及合并子宫黏膜下肌瘤的患者。但应强调的是，动脉栓塞治疗不应作为患者处于危机情况的一个避免子宫切除的措施，而是应在传统保守治疗无效时，作为一个常规止血手段尽早使用。

8.切除子宫

经积极治疗仍无效，出血可能危及产妇生命时，应行子宫次全切除术或子宫全切除术，以挽救产妇生命。但产科子宫切除术对产妇的身心健康有一定的影响，特别是给年轻及未有存活子女者带来伤害。因此，必须严格掌握手术指征，只有在采取各种保守治疗无效、孕产妇生命受到威胁时，才采用子宫切除术。而且子宫切除必须选择最佳时机，过早切除子宫，虽能有效地治疗产后出血，但会给患者带来失去生育能力的严重后果。相反，若经过多种保守措施，出血不能得到有效控制，手术者仍犹豫不决，直至患者生命体征不稳定，或进入 DIC 状态再行子宫切除，已错失最佳手术时机，还可能遇到诸如创面渗血、组织水肿、解剖不清等困难，增加手术难度，延长手术时间，增加患者 DIC、继发感染或多脏器衰竭的发生概率。

目前，虽然子宫收缩乏力是产后出血的首要原因，但较少成为急症子宫切除的主要手术指征。尽管如此，临床上还有下列几种情况须行子宫切除术：宫缩乏力性产后出血，对于多种保守治疗难以奏效，出血有增多趋势；子宫收缩乏力时间长，子宫肌层水肿，对一般保守治疗无反应；短期内迅速大量失血导致休克、凝血功能异常等产科并发症，已来不及实施其他措施，应果断行子宫切除手术。值得强调的是，对于基层医疗机构，在抢救转运时间不允许、抢救物品和血液不完备、相关手术技巧不成熟的情况下，为抢救产妇生命应适当放宽子宫切除的手术指征。胎盘因素引起的难以控制的产科出血，是近年来产科急症子宫切除术最重要的手术指征。穿透性胎盘植入合并子宫穿孔并感染者；完全胎盘植入面积大于 1/2 者；做楔形切除术后仍出血不止者；药物治疗无效或出现异常情况者；胎盘早剥合并发生严重子宫卒中等情况均应果断地行子宫切除。此外，子宫破裂引起的产后出血是急症子宫切除的重要指征，特别是发生破裂时间长，估计已发生继发感染；裂口不整齐，子宫肌层有大块残缺，难以行修补术或即使行修补但缝合后估计伤口愈合不良；裂口深，延伸到子宫颈等情况。而当羊水栓塞、重度或未被发现的胎盘早剥导致循环障碍及器官功能衰竭，凝血因子消耗和继发性纤维蛋白溶解而引起的出血、休克，甚至脏器功能衰竭时进行手术，须迅速切除子宫。

(二)胎盘因素

1.胎盘已剥离但未排出

膀胱过度膨胀应导尿排空膀胱，术者用手按摩使子宫收缩，另一手轻轻牵拉脐带协助胎盘娩出。

2.胎盘剥离不全或胎盘粘连伴阴道流血

此类情况应徒手剥离胎盘(图 6-7)。

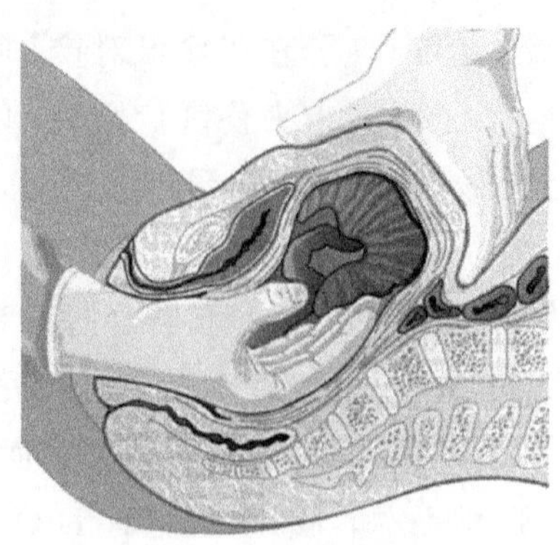

图 6-7 徒手剥离胎盘

3.胎盘植入的处理

若剥离胎盘困难，切忌强行剥离，应考虑行子宫切除术。若出血不多，需保留子宫者，可行保守治疗，目前用甲氨蝶呤治疗，效果较好。

4.胎盘胎膜残留

胎盘胎膜残留可行钳刮术或刮宫术。

5.胎盘嵌顿

在子宫狭窄环以上发生胎盘嵌顿者，可在全身静脉麻醉下，待子宫狭窄环松解后再用手取出胎盘。

（三）软产道裂伤

治疗时，应一方面彻底止血，另一方面按解剖层次缝合。子宫颈裂伤<1 cm时，若无活动性出血，则不需缝合；若有活动性出血或裂伤>1 cm，则应缝合。若裂伤累及子宫下段时，缝合应注意避免损伤膀胱及输尿管，必要时经腹修补。修补阴道裂伤和会阴裂伤，应注意解剖层次的对合，第一针要超过裂伤顶端 0.5 cm（图 6-8），缝合时不能留有无效腔，避免缝线穿过直肠黏膜。外阴、阴蒂的损伤，应用细丝线缝合。软产道血肿形成应切开并清除血肿，彻底止血、缝合，必要时可放置引流条。

（四）凝血功能障碍

首先应排除子宫收缩乏力、胎盘因素、软产道裂伤引起的出血，明确诊断后积极输新鲜全血、血小板、纤维蛋白原或凝血酶原复合物、凝血因子等。若已并发 DIC，则按 DIC 处理。

在治疗过程中应重视以下几方面：早期诊断和动态监测；积极治疗原发病；补充凝血因子，包括输注新鲜冰冻血浆、凝血酶原复合物、纤维蛋白原、冷沉淀

(含凝血因子Ⅷ和纤维蛋白原)、单采血小板和红细胞等血制品;改善微循环和抗凝治疗;重要脏器功能的维持和保护。

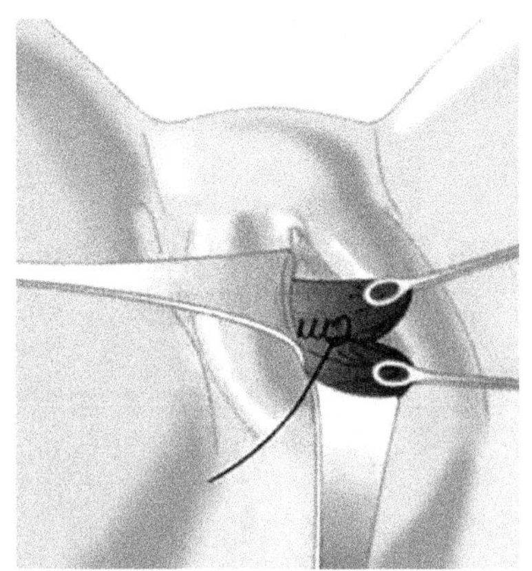

图 6-8 子宫颈裂伤的缝合

在治疗产后出血、补充血容量、纠正失血性休克,甚至抢救 DIC 患者方面,目前仍推广采用传统早期大量液体复苏疗法。即失血后立即开放静脉,最好有 2 条开放的静脉通道,快速输入复方乳酸钠林格注射液或林格溶液加入 45 mL 5%碳酸氢钠溶液的混合液,输液量应为出血量的 2～3 倍。

处理出血性休克的原则:①止血,止痛。②补血,扩张血容量。③纠正酸中毒,改善微循环,有时止血不会立即成功,而扩充血容量较容易,可维护主要脏器的血供,防止休克恶化,争取时间完成各种止血方法。

休克早期先输入 2 000～3 000 mL 平衡液(复方乳酸钠林格注射液等),以后尽快输入全血和红细胞。如无血,可以使用胶体液作为权宜之计。尤其在休克晚期,组织间蛋白贮存减少,继续输晶体液会使胶体渗透压明显下降产生组织水肿。胶体液除全血外还有血浆、清蛋白血浆代用品。血液稀释可降低血液黏度,增加心排血量,减少心脏负荷和增加组织灌注,但过度稀释又可使血液携氧能力降低,使组织缺氧,一般认为最佳稀释度是血细胞比容在 30%以上。

另外,产科失血性休克的早期液体复苏还应涉及合理的输液种类问题。有关低血容量性休克液体复苏中使用晶体液还是胶体液的问题争论已久,但目前尚无足够的证据表明晶体液与胶体液用于低血容量休克液体复苏的疗效与安全性方面有明显差异。近年研究发现,氯化钠高渗盐溶液(7.5%)早期用于抗休克,较常规的林格液、平衡盐液有许多优势,且价格便宜,使用方便,适合于急诊抢救,值得在临床一线广泛推广。新型的羧甲淀粉钠注射液-高渗氯化钠羟乙基淀粉40溶液引起了国内外研究者的广泛关注，其具有我国自主知识产权并获得国家药品监督管理局的新药证书。临床研究表明，较少的输液量可迅速恢复机体的有效循环血容量，改善心脏功能，减轻组织水肿，降低颅内压。

七、预防

加强围生期保健，严密观察及正确处理产程可降低产后出血的发生率。

（一）重视产前保健

（1）加强孕前及孕期女性保健工作，对有凝血功能障碍和可能影响凝血功能障碍疾病的患者，应积极治疗后再受孕，必要时应于早孕时终止妊娠。

（2）具有产后出血危险因素的孕妇，如多胎妊娠、巨大胎儿、羊水过多、子宫手术史、子宫畸形、妊娠期高血压疾病、妊娠合并血液系统疾病及肝病等，要加强产前检查，提前入院。

（3）宣传优生优育，减少人工流产次数。

（二）提高分娩质量

严密观察及正确处理产程。①第一产程：合理使用宫缩剂和镇静剂，注意产妇饮食，防止产妇疲劳和产程延长。②第二产程：根据胎儿大小掌握会阴后-斜切开时机，认真保护会阴；阴道检查及阴道手术应规范、轻柔，正确指导产妇屏气及使用腹压，避免胎儿娩出过快。③第三产程：是预防产后出血的关键，不要过早牵拉脐带；胎儿娩出后，若流血量不多，可等待15分钟，若阴道流血量多应立即查明原因，及时处理。胎盘娩出后要仔细检查胎盘、胎膜，并认真检查软产道有无撕裂及血肿。

（三）加强产后观察

产后2小时是产后出血发生的高峰期。产妇应在产房中观察2小时：注意观察会阴后-斜切开缝合处有无血肿；仔细观察产妇的生命体征、宫缩情况及阴道流血情况，发现异常及时处理。离开产房前要鼓励产妇排空膀胱，鼓励母亲与新生儿早接触、早吸吮，能反射性地引起子宫收缩，减少发生产后出血的风险。

第三节　弥散性血管内凝血

一、病因

妊娠期的女性体内多种凝血因子含量及活性增加，抗凝物质减少，纤溶活性降低，表现为高凝状态。随着孕期的延长，其程度逐渐增强，至产后才恢复正常。妊娠期纤维蛋白原、凝血因子Ⅶ、凝血因子Ⅷ、凝血因子Ⅸ、凝血因子Ⅹ等的增加较为明显。纤维蛋白原含量可达到4～8 g/L，为正常非妊娠者的2～3倍。凝血因子Ⅷ的增加也较明显，可增至正常人的120%～180%。凝血因子的升高有利于正常生产后的及时止血，但也成为妊娠期DIC多发的基础条件。此外，妊娠女性的动脉、静脉与胎盘附着处相互沟通，并在子宫壁与胎盘之间形成绒毛间隙，分娩时胎盘绒毛、子宫蜕膜组织中所含的凝血活酶，易于从胎盘经子宫进入母体血液循环，从而促进DIC的发生。常见病因如下。

(一)围生期严重感染

产科重症感染多见于感染性流产、分娩期及产后感染等。重症感染时对凝血系统的影响因素：①细菌产生的毒素和促凝活性酶类物质增加；②细菌及细菌形成的抗原抗体复合物增加；③感染引起的中毒、休克等病理改变。细菌内毒素可直接激活凝血因子Ⅸ启动内凝血系统，也可以作用于血小板促进其聚集，进而损伤血管内皮细胞(VEC)，致使血管胶原暴露，引起凝血因子Ⅻ被激活，同时抑制巨噬细胞功能，使巨噬细胞不能及时有效地去除循环中被激活的凝血因子及促凝物质。妊娠期及分娩期体内表现出的高凝状态，加上上述诱因的作用，使感染时极易发生DIC。流产可分自然流产和人工流产，两者均有并发DIC的可能性，尤其是感染性流产易诱发DIC。感染性流产使细菌内毒素直接激活凝血因子Ⅸ和血小板，损伤VEC，抑制单核-吞噬细胞系统引起休克或酸中毒等导致溶血，使血液中含有磷脂的红细胞素增加，此时胎盘迅速广泛地发生严重变性、坏死，妊娠胎盘、蜕膜和子宫肌层分泌的组织因子(tissue factor，TF)进入母体血液循环诱发DIC，尤其是妊娠晚期的人工流产更易并发DIC。刮宫时所致的组织凝血活酶，通过创面进入母体血液循环，其他各种方法的妊娠晚期人工流产如高渗盐水引产、高渗尿素液引产，均有可能发生亚急性DIC。以天花粉进行妊娠中期引产，由于天花粉可致胎盘迅速广泛地发生严重的变性坏死，胎盘及子宫蜕膜含有凝血活酶活性物质，进入母体血液循环可激活凝血因子，以致母体血小板计数与纤维蛋白原含量减少，部分患者可发生 DIC。

(二)稽留流产或胎死宫内

胚胎及胎儿死亡后如不能自然排出则为死胎滞留。死胎滞留宫内可出现纤维蛋白原减少性凝血功能改变与 DIC。死胎滞留并发 DIC 的主要原因：①妊娠后体内处于高凝状态；②变性或坏死的胎盘发生自溶，与羊水一同释放大量的 TF 或 TF 样物质，进入母体血液循环，通过外源性凝血系统激活凝血过程，发生血管内溶血；③死胎组织坏死、自溶，释放一些蛋白分解酶进入母体血液，激活母体内凝血系统。死胎引起凝血功能障碍的发生过程大多较为缓慢，一般在胎儿死亡后 2～3 周即可出现纤维蛋白原含量减少，随着滞留时间的延长，纤维蛋白原的消耗程度逐渐加重，凝血因子Ⅴ、Ⅷ含量下降，血小板计数减少，FDP 增加，同时，继发性纤溶加重体内凝血因子的消耗。死胎滞留并发 DIC 的发生率为 1%～2%。如滞留时间超过 4 周，发病率明显增加，胎死宫内 4 周以上者，约有 25%的孕妇发生低纤维蛋白原血症，至第 5 周时可达 50%，因为死胎宫内存留可释放组织凝血酶引发 DIC。DIC 的发病较为缓慢，开始多为代偿性，后为慢性或亚急性 DIC，暴发性较为少见。

(三)胎盘早剥

妊娠 20 周以后，正常位置的胎盘在胎儿娩出前从子宫壁剥离则称为胎盘早剥。胎盘早剥是危及母儿生命的产科急症，我国胎盘早剥的发生率为 0.46%～2.10%，美国南部胎盘早剥的发生率为 0.46%～1.30%，因诊断标准不同而有差异。胎盘早剥的原因不明，多发生于高血压患者，因螺旋小动脉痉挛性收缩、蜕膜缺血缺氧损伤坏死，释放凝血活酶；胎盘后血肿消耗纤维蛋白原，纤维蛋白原＜1 g/L 即有出血倾向，导致脏器栓塞引发 DIC。胎盘早剥可引起出血，分为显性出血和隐性出血。隐性出血可导致子宫腔内压力升高，血液易渗入子宫肌层，引起肌纤维分离、断裂或变性，影响凝血功能。胎盘早剥时对母体凝血系统的影响有两方面：①胎盘剥离处滋养叶细胞和损伤的蜕膜含有丰富的 TF 凝血活酶，释放后进入母体血液循环，激活外源性凝血系统，促使凝血酶原激活，纤溶蛋白原转变成纤维蛋白，导致 DIC 发生。这一过程中凝血因子大量被消耗，以血小板及纤溶蛋白原消耗为主，导致出血不止。②纤维蛋白沉积，激活纤溶系统导致继发性纤溶亢进，一方面致使机体产生大量 FDP，另一方面继续消耗大量的凝血因子。FDP 具有抑制纤维蛋白聚合和血小板功能的作用。因此，纤溶亢进加重了凝血障碍导致的出血。应注意临床出血程度与体内凝血功能障碍程度可能不相平行，因为胎盘早剥的部位及程度不同则临床表现不同，注意实时监测凝血功能以了解体内凝血功能障碍的程度。如血小板及纤维蛋白原被大量消耗，血液FDP大量增加，提示体内凝血功能严重障碍。

（四）羊水栓塞

羊水栓塞是产科的一种严重并发症，每8 000～30 000次分娩过程中发生1例，病死率达80%，是产科死亡的主要原因之一。正常孕期几乎无羊水进入母体血液循环，羊水进入母体的途径尚未确定，主要有两种可能性：一是子宫收缩，子宫腔内压力升高，驱使羊水经子宫颈的小静脉进入母体血流；二是在胎盘早剥、子宫破裂等病理情况下，羊水由开放的子宫血管进入母体血液循环。羊水穿刺检查及宫腔注射等临床操作也可引起羊水栓塞甚或发生DIC。

羊水内含有上皮细胞、角化物、胎脂、毳毛、胎粪等物质，这些物质与羊水本身均具有促凝作用，羊水内含有凝血因子Ⅷ活性物质、凝血因子Ⅹ激活物质、肺表面活性物质及胰蛋白酶样作用物质等。羊水进入母体血液循环后对母体凝血系统的影响：①启动凝血过程。羊水及羊水内所含物质如白三烯，直接促进凝血酶原转变成凝血酶，凝血酶大量生成后，导致机体广泛微小血栓形成，加上凝血因子Ⅷ活性物质诱发DIC。②促进血小板聚集及活化。羊水内颗粒状物质具有促进血小板聚集和血小板破坏的作用，血小板聚集增加促进微血栓形成。广泛的微血栓形成导致血小板被大量消耗，诱发DIC。③激活纤溶系统。羊水还具有较强的纤维蛋白溶解活性，促进广泛微血栓形成，引起继发性纤溶亢进，使羊水栓塞的早期产生大量FDP。FDP大量产生加重纤溶过程，导致机体很快出现凝血功能障碍，血液从高凝状态急转为低凝高溶、不凝状态，导致DIC发生，病情凶险，发展迅速，甚至数分钟内死亡。④羊水的机械性栓塞作用。羊水微粒物质造成微小血管内机械性栓塞与反射性收缩血管，同时刺激机体产生PGF_2、5-HT等血管活性物质，使小血管发生痉挛，致使肺血管高压，右心排血受阻，导致循环及呼吸的衰竭，出现急性右心衰竭和急性呼吸衰竭，严重时可多系统器官衰竭，这些病理改变诱发或加重DIC的发生。⑤变态反应。母体对羊水内的抗原性物质发生变态反应，引起过敏性休克导致DIC发生。绝大多数羊水栓塞者DIC发生在分娩期间或分娩瞬间，仅20%出现在分娩过程前或破膜前，部分患者在发病前可能无任何先兆。羊水栓塞发展极为迅速，患者突然发生呛咳、呼吸急促与循环衰竭，并很快发生大量阴道出血与全身性出血。25%的患者在发病1小时内死亡。

(五)休克

休克晚期微循环淤血,血流缓慢,血液浓缩黏滞性增高,红细胞易于聚集,严重缺血导致大量酸性代谢产物的聚积,使 VEC 受损激活内源性凝血,同时组织损伤激活外源性凝血系统导致 DIC,如产科大出血导致的失血性休克。

(六)妊娠期高血压疾病

妊娠期高血压疾病多发生于妊娠晚期,我国发病率为 5%~8%,常并发 DIC。妊娠期高血压疾病患者循环血流量改变,血管痉挛,血液黏稠增加等导致全身组织器官发生缺氧,凝血因子明显改变,主要是凝血酶及抗凝血酶复合物(TAT)增高、血小板计数和纤维蛋白原含量减少及 AT-Ⅲ减少。上述因素导致妊娠期高血压疾病常有慢性 DIC 发生;妊娠期高血压疾病造成胎盘血供不足,胎盘发生缺氧及胎盘滋养叶细胞被破坏,影响凝血功能。近年研究表明,大量滋养叶碎片进入妊娠期高血压疾病患者体内,滋养叶内含有较多组织凝血活酶,极易激活外源性凝血系统,诱发 DIC;同时,胎盘滋养叶异体抗原进入母体后,发生抗原抗体反应,激活凝血系统诱发 DIC。妊娠期高血压疾病患者体内可溶性纤维蛋白单体、*D*-二聚体、FDP 及纤维蛋白肽 A 增高,且增高程度与妊娠期高血压疾病病情呈正相关,提示妊娠期高血压疾病患者体内存在凝血过程的激活及纤维蛋白的溶解。子痫患者也常并发 DIC,以慢性 DIC 为主,因为子痫患者胎盘血管及肾小球中有纤维蛋白沉积,胎盘血液供应受到影响,导致胎盘受损,损伤的胎盘可释放大量组织凝血活酶物质进入母体血液循环,诱发程度不等的血管内凝血过程,诱发伴有严重临床出血的 DIC。约 10%的严重妊娠期高血压疾病患者并发溶血、肝酶升高、血小板减少综合征,病死率高达 28.6%。其发病原因可能与胎盘血管减少、供血不足有关,导致大量血栓、内皮素、血管紧张素与 TNF-α 释放至母体血液循环中。另外,重度妊娠期高血压疾病导致 VEC 损伤,引起依前列醇(PGI_2)合成酶减少,血栓素 A_2(TXA_2)合成酶相对增加,PGI_2/TXA_2 下降,胶原增多,引发血小板黏附和聚集,释放二磷腺苷(ADP)、5-HT、儿茶酚胺使血小板进一步聚集,血小板计数减少,激活内源性凝血系统,诱发 DIC。

(七)妊娠滋养细胞疾病

滋养细胞肿瘤可分为良性葡萄胎、恶性葡萄胎和绒毛膜癌。恶性葡萄胎则可侵入子宫肌层或转移至其他器官,绒毛膜癌是发生恶变的滋养细胞。发生变性的绒毛易于坏死、脱落,产生大量 TF 进入母体血液循环,是诱发 DIC 的直接因素;肿瘤细胞侵犯子宫肌层及血管,破坏血管壁的完整性,使血管内胶原纤维暴露，激活血中凝血因子，是诱发 DIC 的另一因素。

(八)手术创伤

妊娠期女性呈高凝血状态，具有发生 DIC 的基础，手术则是一种诱因。手术造成创面组织损伤，血管破坏及出血，组织凝血活酶及 TF 释放增多，激活凝血系统，加重各种病理过程从而诱发 DIC。

(九)产科大出血

产科大出血的关键时刻是分娩期，也是诱发 DIC 的重要环节。首先，分娩时凝血机制变化，胎盘剥离导致大量组织凝血活酶释放，局部形成短暂性血管内凝血，有利于胎盘剥离面的止血；分娩时胎盘绒毛、子宫蜕膜中的 TF 从胎盘经子宫进入母体血液循环；分娩时子宫收缩使子宫下段和子宫颈被动扩张，小血管破裂及负压形成，导致绒毛、羊水和蜕膜等进入母体血液循环。其次，分娩时纤溶系统的变化，分娩引起纤溶功能亢进，正常分娩时有短暂的纤溶亢进；子宫、胎盘、绒毛、羊水、胎粪等都含有大量的纤溶酶原激活物(PA)，当 PA 进入体循环血液时，激活纤溶酶原诱发纤溶；纤溶蛋白沉积于血管壁诱发 PA 的激活形成纤溶酶；缺氧激活纤溶系统，上述因素是引起分娩大出血的病理基础，也是导致产时 DIC 的关键因素。正常分娩时母体肝脏和单核-吞噬细胞系统能够吞噬颗粒状物质，清除循环中的纤维蛋白，清除被激活的凝血因子及其他促凝物质，因此，较少发生 DIC。异常分娩时激活大量促凝物质，单核-吞噬细胞系统的功能受抑制，易发生急性 DIC。

二、发病机制

近年研究证明，TF 是凝血系统激活最重要的生理性启动因子，单核细胞或巨噬细胞和内皮细胞一样，当受到致病因子或介质刺激后，TF 在细胞表面表达，它对凝血过程的启动具有重要作用。因此，以往认为凝血系统启动主要依靠表面接触促使凝血因子Ⅻ活化的理论已被更正，凝血系统激活的机制如下。

(一)组织损伤

TF 又称凝血因子Ⅲ或组织凝血活酶(TTP)，由 263 个氨基酸残基构成的跨膜糖蛋白，广泛分布于各部位组织细胞，以脑、肺、胎盘等组织含量最丰富。当严重创伤、大面积烧伤、外科手术、产科意外、癌组织坏死、白血病放疗或病变器官组织大量坏死时，均使 TF 大量释放入血。同时，在各种感染或炎症介质的作用下，一些与血液接触且通常不表达 TF 的内皮细胞、单核细胞、中性粒细胞及巨噬细胞也可迅速诱导出 TF,参与凝血反应。凝血因子Ⅶ在血液中以蛋白酶原形式存在,其分子中所含的 γ-羧基谷氨酸带有负电荷,可结合数个 Ca^{2+},凝血因子Ⅶ通过 Ca^{2+} 与 TF 形成复合物,自身激活为凝血因子Ⅶa。Ⅻa、Ⅹa 凝血酶使凝血因子Ⅶ激活为Ⅶa,启动外源性凝血系统。Ⅶa-TF 复合物既可按传统通路激活凝血因子Ⅹ,也可按选择通路激活凝血因子Ⅸ,使凝血酶原激活为凝血酶,通过一系列顺序性连锁反应,最终使微循环内大量微血栓形成和 DIC 发生。

(二)血管内皮损伤

当相关致病因子(细菌、病毒、缺氧、酸中毒、抗原-抗体复合物等)损伤 VEC,尤其是微血管 VEC 时,一方面,带负电荷的胶原暴露,引起血小板黏附、聚集和释放,加剧凝血反应;激活单核-吞噬细胞和 T 淋巴细胞,释放 TNF、IL-1、IFN、补体成分 C3a 和 C5a 及 O_2 等,加重 VEC 损伤和促使 TF 释放。另一方面,VEC 损伤,暴露和表达 TF,直接发挥激活凝血系统作用。VEC 损伤和凝血系统激活是 VEC 和多种血细胞共同作用的结果。病理情况下,VEC 损伤,内膜下胶原暴露,凝血因子Ⅻ与胶原或与内毒素接触,其精氨酸上的胍基构型发生改变,活性部位丝氨酸残基暴露而被激活。同时,凝血因子Ⅻ和活化凝血因子Ⅻa 在激肽释放酶、纤溶酶或胰蛋白酶等可溶性蚓激酶(蛋白水解酶)的作用下生成碎片Ⅻf,这一过程称酶性激活。进而启动内源性凝血系统,促进凝血反应。如一些恶性肿瘤并发 DIC 的患者,其Ⅻa、激肽释放酶(KLK)较无 DIC 并发症者明显降低。

(三)血小板激活

近期研究表明,在促发 DIC 的过程中,血小板的作用甚为重要。当致病因素(如外伤、缺氧、酸中毒、细菌等)损伤 VEC 并暴露胶原后,血小板膜糖蛋白ⅡB～Ⅲa 复合物作为纤维蛋白原受体功能表达,与纤维蛋白原结合,促使血小板聚集;另外,血小板膜糖蛋白借助血管性假血友病因子或直接与血小板膜糖蛋白ⅠB 结合,产生血小板黏附。同时,胶原可作为激活剂,在 G 蛋白介导作用下,结合血小板膜相应受体,纤维蛋白原受体活化,激活的血小板释放二磷腺苷、5-HT、TXA_2 进一步激活血小板,形成微聚体。纤维蛋白原是二聚体,可同时结合两个相邻的血小板膜上的受体,以搭桥方式促使血小板聚集,进一步造成血小板骨架蛋白再构筑,以致血小板扁平、伸展或聚集,表面表达带负电荷的磷脂,结果使与之结合的多种凝血因子(Ⅵ、Ⅸ、Ⅹ、凝血酶原等)在磷脂表面被局限和浓缩,产生大量凝血酶,促进纤维蛋白网形成,血小板进一步激活聚集,使膜磷脂发生改变,带负电荷的磷脂从膜内层转到外层,通过 Ca^{2+} 与凝血因子Ⅺ、Ⅹa、Ⅻ相互作用,在辅助因子Ⅴ和Ⅷ的参与下促使凝血酶形成和 VEC 表达 TF，直至发生 DIC。

(四)红细胞破坏

急性溶血时，血液中红细胞被大量破坏，释放大量对血小板具有较强激活作用的 ADP，促使血小板黏附、聚集。同时，红细胞膜磷脂可浓缩局限多种凝血因子(Ⅶ、Ⅸ、Ⅹ及凝血酶原)，导致凝血酶大量生成，从不同方面促发 DIC 产生。

(五)白细胞损伤

急性早幼粒细胞性白血病时，患者在化疗、放疗的作用下，可使大量白细胞破坏并释放 TF 样物质入血，有利于 DIC 的形成。另外，机体在内毒素、IL-1、TNF-α 等刺激下，血液中的单核细胞及中性粒细胞均可诱导表达 TF，参与启动凝血反应，诱发 DIC。

(六)双向作用

生理情况下，VEC 与血管张力、凝血和纤溶三方面皆有双向相互作用；致病因素(细菌、病毒、真菌、原虫、螺旋体或立克次体)作用下，如严重感染性流产时，VEC 受损，其生理平衡失调，内毒素可直接作用 VEC，或通过单核-巨噬细胞和中性粒细胞释放 TNF 作用于 VEC。内毒素通过 IL-1、血小板活化因子 PAF 和补体 C5a 为介导损害 VEC。TNF 和 IL-1 改变 VEC 表面特性，促使中性粒细胞、单核细胞和 T 淋巴细胞在表面黏附。PAF 引起血小板聚集、释放；促使中性粒细胞和单核细胞趋化、颗粒分泌，导致内皮细胞与中性粒细胞相互反应。C3a 和 C5a 促使单核细胞释放 IL-1，同时，C5a 增强活化的中性粒细胞产生氧自由基，损伤内皮细胞，促使 DIC 发生。

(七)其他促凝物质入血

病理情况下，可通过其他凝血系统激活途径促发 DIC：①被激活的单核-吞噬细胞和白细胞可表达 TF，破裂时释放溶酶体酶溶解多种凝血因子(如Ⅴ、Ⅷ、Ⅺ等)从而促发 DIC；②急性坏死性胰腺炎时，释放大量胰蛋白酶入血，直接激活凝血酶原，生成大量凝血酶；③一些外源性毒素(如某些蜂毒和蛇毒)可直接激活凝血因子Ⅹ、凝血酶原或促使纤维蛋白溶解，有利于 DIC 形成。总之，DIC 的发生、发展是不同病因通过多种机制综合作用的结果。

三、病理生理

产科 DIC 的病理生理及影响因素是复杂的，目前认为 DIC 的发生、发展大致经历了如下病理过程。

(一)单核-巨噬细胞系统功能损害

正常状态下,单核-巨噬细胞系统以分布广、吞噬功能强为特点,可吞噬清除血液中凝血酶、纤维蛋白原、纤溶酶、FDP、激活的凝血因子及内毒素等。当一些致病因素(如细菌、坏死组织等)使该系统功能受到抑制或损害时,破坏了正常凝血、抗凝、纤溶系统的平衡,体内出现止血、凝血和纤溶的异常,病理性凝血酶及纤溶酶过度生成导致 DIC。90%的 DIC 尸解病例中,均发现微血管内有微血栓形成及纤维蛋白沉着,微血栓形成是 DIC 的基本和特异性病理变化,以肺、肾、胃肠道、肾上腺等部位较多见,主要为纤维蛋白血栓及纤维蛋白-血小板血栓。

(二)肝功能严重障碍

导致肝脏病变的一些病因(如肝炎病毒、抗原-抗体复合物等)可激活凝血系统。急性重型肝炎时,肝细胞弥漫性破坏,可释放大量 TF 入血。晚期肝硬化时,因肝内组织结构破坏,肝血流障碍及侧支循环开放,部分肠源性毒性物质(含内毒素)绕过肝脏直接进入体循环促进凝血反应。除此之外,肝脏是大多数凝血物质生成和灭活的主要器官,当肝功能严重障碍时,肝细胞生成凝血因子(如Ⅴ、Ⅶ、Ⅸ、Ⅹ及凝血酶原)和抗凝因子(如 ATⅢ、PC)的能力降低,灭活活化型凝血因子(如Ⅸa、Ⅹa、Ⅺa)的功能减弱,促凝物质进入体内,极易造成血栓形成或出血倾向,促进 DIC 的发生与发展。

(三)微循环障碍

休克时血管紧张性改变可导致微循环障碍,表现为微循环血流缓慢、血液黏度增高、血流淤滞,甚至呈泥化状态。严重缺氧所致的酸中毒和白细胞介质作用使 VEC 损伤,激活凝血系统。活化凝血因子和纤溶产物清除不足,血管舒缩反应障碍加速纤维蛋白沉着和微血栓形成,易导致 DIC。

(四)血液高凝状态

血液高凝状态是指在一些生理或病理条件下,所形成的一种血液凝固性增高,有利于血栓形成的状态。妊娠晚期女性因胎盘产生的纤溶酶原激活物抑制物活性增高,血小板、凝血因子(如Ⅴ、Ⅶ、Ⅸ、Ⅹ、凝血酶原)及血浆纤维蛋白原增多,AT-Ⅲ及纤溶酶原降低而呈生理性高凝状态,故一旦发生产科意外(如死胎、胎盘早剥和羊水栓塞等)易导致 DIC。遗传性 AT-Ⅲ及蛋白 C 缺乏症所致的原发性高凝状态,以及因肾病综合征、白血病、转移的恶性肿瘤和妊娠期高血压疾病引起的继发性高凝状态,均可造成血液凝固性增强从而促发 DIC。

(五)机体纤溶系统功能降低

研究表明,DIC 的发生、发展与纤溶系统功能降低有关。将凝血酶和 6-氨基己酸(一种纤溶抑制剂)同时应用于试验动物,可使其体内的微血栓长期存在,容易造成 DIC。

四、DIC 分期

根据 DIC 的发生、发展过程和病理生理特点,一般可分为以下 3 期。

(一)高凝期

此期主要表现为血液呈高凝状态,在各种病因作用下,机体凝血系统被激活,促使凝血酶生成明显增多,各脏器微循环内微血栓大量形成。急性 DIC 者临床症状不明显,实验室检查发现凝血时间缩短、血小板黏附性增强等。

(二)消耗性低凝期

此期以血液继发性转为低凝状态为主要表现。大量凝血酶产生和微循环内广泛微血栓形成,凝血因子被大量消耗,血小板计数明显减少;加上继发性纤溶系统激活,血液处于低凝状态易发生不同程度的出血。实验室检查血小板计数和血浆纤维蛋白原含量明显减少,凝血时间显著延长。

(三)继发性纤溶功能亢进期

此阶段凝血酶及活化的凝血因子Ⅻa、Ⅺa 等激活纤溶系统,造成大量纤溶酶产生,纤维蛋白降解,FDP 大量生成,患者大多表现为严重出血。实验室检查除原有的异常外,还可见反映继发性纤溶功能亢进的指标异常变化,如凝血酶时间延长、凝血块或 ELT 缩短及血浆鱼精蛋白副凝固试验(3P 试验)阳性等。

五、DIC 分型

(一)依照 DIC 的诱因、发生速度及表现形式分型

依照 DIC 的诱因、发生速度及表现形式,可分为以下几种类型。

1.急性 DIC

急性 DIC 以严重感染、休克、羊水栓塞、异型输血、急性排斥反应等为常见,可在数小时或 1～2 天发生,主要临床表现是出血和休克,但分期不明显,病情恶化快。

2.亚急性 DIC

亚急性 DIC 可在数天内逐渐发生,临床表现介于急性和慢性 DIC 之间,常

见于恶性肿瘤转移、死胎等。

3.慢性 DIC

慢性 DIC 发病缓慢，病程较长，临床表现不明显，常以某些实验室检查异常或某脏器功能不全为主要表现，有的病例甚至只在尸检中才被发现有慢性 DIC。

(二)按照发生 DIC 时机体的代偿情况分型

按照发生 DIC 时机体的代偿情况，DIC 可分为如下类型。

1.失代偿型

急性 DIC 常见，凝血因子和血小板被过度消耗，机体难以充分代偿，表现为明显的出血和休克症状，实验室检查显示血小板计数、纤维蛋白原含量减少。

2.代偿型

轻症 DIC 多见，此时凝血因子和血小板消耗与代偿处于动态平衡状态，临床表现不明显或仅有轻度出血，实验室检查常无明显异常，临床诊断较困难，可向失代偿型 DIC 转变。

3.过度代偿型

多见于慢性 DIC 或 DIC 恢复期，患者过度代偿，凝血因子和血小板生成超过消耗，临床表现不明显，实验室检查显示纤维蛋白原含量短暂升高。

六、临床表现

DIC 的临床表现相当复杂且多样，但主要的表现有以下 4 种。

(一)出血

出血是大多数(70%～80%)DIC 患者的初发症状，形式多样，涉及广泛。如皮肤瘀点瘀斑、紫癜、呕血、黑便、咯血、血尿、牙龈出血、鼻出血等。轻者创口(手术创面或采血部位)渗血不止；重者多部位大量出血。目前认为的出血机制如下。

1.凝血物质大量消耗

DIC 发生、发展过程中，微循环内微血栓广泛形成，大量消耗凝血因子(纤维蛋白原、Ⅴ、Ⅷ、Ⅸ、Ⅹ)和血小板，当机体代偿不足时，血液因凝血物质的锐减而呈低凝状态，导致凝血功能障碍及出血现象。

2.继发性纤溶亢进

DIC 促进激肽释放酶生成增多，导致受损组织纤溶酶原激活物大量释放，激活纤溶系统，纤溶酶生成剧增且活性增强，迅速降解纤维蛋白并产生大量 FDP。同时，各种凝血因子(Ⅴ、Ⅷ、Ⅻa、凝血酶等)被水解，凝血因子减少，加剧凝血功能障碍致出血。

3.纤维蛋白(原)降解产物的形成

纤溶酶水解纤维蛋白原和纤维蛋白生成各种片段(X、Y、D、E 等)称为纤维蛋白(原)降解产物(FDP/FgDP)。其中 Y、E 片段具有抗凝血酶作用;X、Y 片段可使纤维蛋白单体形成可溶性纤维蛋白单体复合物,抑制其交连聚合成大分子纤维蛋白;大部分碎片能抑制血小板黏附和聚集。所以,通过上述 FDP/FgDP 各种成分所产生的强大抗凝和抗血小板聚集作用,造成凝血功能明显降低,病理性抗凝作用显著增强,是 DIC 发生出血至关重要的机制。

4.血管损伤

血管损伤是 DIC 发生出血的机制之一,往往为 DIC 的各种原始病因所致的缺氧、酸中毒、细胞因子和自由基等对微小血管管壁损害性作用的结果。

(二)休克

急性 DIC 常伴发休克,其发生机制:①广泛微血栓形成和多部位出血,导致回心血量急剧减少。②肾上腺素能神经兴奋,激活激肽及补体系统生成血管活性介质(如激肽、组胺等),一方面扩张血管,降低外周阻力,导致血压降低;另一方面与 FDP 小片段成分(A、B、C)协同作用,促使微血管壁通透性升高,血浆大量外渗。③DIC 时组织酸中毒直接抑制心肌舒缩功能、肺内微血栓形成导致肺动脉高压,加大右心后负荷;心内微血栓形成使心肌缺血,减弱心泵功能导致心功能障碍。④血液浓缩,血浆黏稠度增加;低凝状态引起出血,血容量进一步减少发生休克。

(三)多系统器官功能障碍

多系统器官功能障碍与 DIC 发生的范围、病程及严重程度密切相关。轻症者造成个别器官部分功能障碍,重症者则可引起多系统器官功能衰竭,甚至死亡。其原因主要是微血管中微血栓形成,阻塞受累器官的微循环,致组织缺氧、局灶性变性坏死,逐步导致功能障碍,临床表现依受累器官不同而不同。若发生在肺,可损害患者呼吸膜,引发呼吸困难、肺出血,甚至呼吸衰竭。若发生在肾脏,可导致患者双侧肾皮质出血性坏死和急性肾衰竭,引起少尿、蛋白尿、血尿等。若发生在肝,可导致患者肝功能衰竭。若累及中枢神经系统,患者可出现神志模糊、嗜睡、昏迷、惊厥等症状。上述脏器功能衰竭的临床表现常以综合表现的形式存在。

(四)贫血

贫血是 DIC 患者通常伴有的一种特殊类型的贫血,称微血管病性溶血性贫血。其特征在于外周血涂片中可见裂体细胞(一些形态各异的红细胞碎片),外形呈盔形、星形、新月形等。由于表面张力改变,碎片容易发生溶血。目前认为,红细胞碎片生成是因为微血管内广泛微血栓形成,红细胞随血流流经纤维蛋白网孔或 VEC 裂隙时,受到血流冲击、挤压和扭曲作用,发生机械性损伤变形所致。

(五)DIC 特殊体征

DIC 特殊体征包括皮肤出血点、外伤伤口出血、血疱、周围性紫癜、静脉穿刺部位出血、暴发性坏疽、皮下血肿、动脉层渗血等。DIC 微血栓终末器官功能紊乱可见皮肤、肺、肾、肝、垂体后叶、肾上腺及心脏等由于微血栓栓塞所致的功能紊乱。

七、辅助检查

DIC 的常规检查包括 6 项:血小板计数、纤维蛋白原含量、PT、APTT、FDP、*D*-二聚体。血小板计数和纤维蛋白原含量同时减少,说明发生 DIC 时消耗过度,仅血小板计数减少是血液稀释的结果,PT、APTT 延长说明凝血因子缺乏,FDP 增加说明凝血同时具有纤溶,*D*-二聚体出现是纤溶的依据,血栓弹力图可以说明整个凝血过程,包括凝血启动、高凝状态、血小板功能及纤溶功能等。

(一)血小板计数

血小板计数$<100\times10^9/L$有诊断价值,如有进行性降低且病情加重,下降达$50\times10^9/L$,提示凝血因子被过度消耗。临床上以血小板计数$<150\times10^9/L$诊断为血小板计数少,有发生 DIC 的可能。

(二)血纤维蛋白原测定

DIC 的发展是血浆纤维蛋白原经内外促凝物质作用转变为纤维蛋白的过程,血液不断发生凝固。DIC 时血纤维蛋白原含量<1.6 g/L,重症者其含量<1 g/L。

(三)PT 测定

PT 测定为外源性凝血系统初筛试验,由于Ⅰ、Ⅱ、Ⅴ、Ⅶ、Ⅹ因子消耗,纤维蛋白溶酶活性增强,FDP 增多。正常 PT 为 13 秒,如延长 3 秒以上有意义。

(四)APTT 测定

APTT 测定是内源性凝血途径过筛试验。除凝血因子Ⅶ和 A,任何一个凝血因子缺乏均可使 APTT 延长。正常 APTT 为 35～45 秒,超过正常对照 10 秒以上有意义。DIC 高凝期 APTT 缩短，消耗性低凝血期 APTT 延长。

(五)凝血酶时间(TT)测定

TT 测定是凝血第三阶段试验，正常为 16～18 秒，比正常对照延长 3 秒以上有诊断价值。DIC 时纤维蛋白原含量减少及 FDP 增加，所以 TT 延长。

(六)ELT 测定

血凝块溶解速度可反映纤溶酶活力(优球蛋白凝块中含有纤溶酶原及纤溶酶活化素)，正常为 60～120 分钟，<70 分钟提示纤溶亢进。

(七)血浆鱼精蛋白副凝固试验(3P 试验)

正常时血浆内可溶性纤维蛋白单体复合物含量极少，3P 试验阴性。DIC 时可溶性纤维蛋白单体含量增多，鱼精蛋白使之分解，单体复合物自行聚合成不溶性的纤维蛋白凝块成胶冻状，此过程称为副凝固现象，即 3P 试验阳性。纤溶亢进时纤溶酶作用增强，纤维蛋白被降解为 D、E 碎片，3P 试验为阴性，故 3P 试验可预测 DIC 的不同阶段。

(八)FDP 测定

在消耗性低凝血期和继发性纤溶期，血小板和凝血因子被消耗，纤维蛋白降解产物增多。正常 FDP 为 40～80 μg/mL，DIC 时 FDP>80 μg/mL。

(九)全血凝块试验

若无纤维蛋白原检查条件，可参照全血凝块试管法：取 2～5 mL 患者血放于小试管中，将其置于倾斜位，观察血凝固的时间。血凝固标准是血凝块经摇动不松散，以此可推测血纤维蛋白原含量。

(十)血液凝固时间测定

采集不抗凝全血放入玻璃管中，每 30 秒倾斜一次，至 15 分钟观察有无凝血块形成和有无溶解现象。超过 15 分钟为血液凝固时间延长，有发生 DIC 的可能。

(十一)纤维蛋白溶解试验

将 2 mL 正常人已凝固的血加入 2 mL 患者血中，等待 30～40 分钟，血凝块破碎表示纤溶活性亢进，常用方法如下。

1.放射免疫分析测定

纤维蛋白肽 A/B 在凝血酶作用下最早从纤维蛋白原释放出来，作为凝血亢进的早期指标。正常人纤维蛋白肽 A 含量<9 g/L，DIC 早期其含量升高至正常的

10～100 倍；正常人纤维蛋白肽 B 含量<2 g/L，DIC 时增高，纤维蛋白肽 Bβ15～42、β41～42 肽段是纤溶亢进的灵敏指标。

2.*D*-二聚体测定

D-二聚体是交联蛋白在纤溶酶作用下，产生的特异性纤维蛋白降解物，既可反映凝血酶生成，又可表示纤溶酶活化，是高凝状态和纤溶亢进的分子指标之一。研究显示，*D*-二聚体试验敏感性为 94%，特异性为 80%，在诊断预测 DIC 时阳性预测值达 100%。

3.AT-Ⅲ测定

AT-Ⅲ是机体内最重要的凝血酶抑制剂。DIC 时，由于凝血和活化的中性粒细胞被释放的弹性蛋白酶降解，同时 AT-Ⅲ生成减少，因此，AT-Ⅲ减少可作为抗凝血疗效的指标。

八、诊断

诊断为 DIC 的患者应有引起 DIC 的基础疾病，符合 DIC 的临床表现，有实验室诊断依据。

（一）临床表现

1.产科 DIC 的临床表现特点

(1)以急性 DIC 为多见，发展极为迅速，亚急性及慢性 DIC 患者临床上漏诊较多。

(2)患者常有阴道倾倒性大出血，也可见注射部位及手术创口渗血不止，其他部位出血相对少见。

(3)临床发现 DIC 时，其外溢血液多已不易凝固，提示患者已进入消耗性低凝血期。

(4)病因较为明确并易于去除，如病因及时得到处理，DIC 可迅速得到控制，患者预后相对较好。

(5)羊水栓塞、胎盘早剥并发 DIC 时，出血多为子宫大出血。

(6)羊水栓塞并发 DIC 时，出血症状尚不明显即有呼吸窘迫、休克发生，成为患者突出的或首发的症状，严重者因重要脏器功能衰竭而早期死亡，此类患者的临床出血症状常被掩盖。

2.产科 DIC 有下列一项以上临床表现

(1)皮肤、黏膜栓塞、局灶性缺血性坏死、脱落及溃疡形成。

(2)原发病不易解释的微循环障碍，如皮肤苍白、湿冷及发绀等。

(3)不明原因的肺、肾、脑等轻度或可逆性脏器功能障碍。

(4)抗凝治疗有效。

(二)实验室检测

1.实验室检测有下列3项以上异常

(1)血小板计数:血小板计数低于100×10^9/L或呈进行性下降(肝病DIC时血小板计数低于50×10^9/L)。

(2)纤维蛋白原含量:血浆纤维蛋白原含量<1.5 g/L或呈进行性下降或>4 g/L(肝病DIC时其含量<1 g/L)。

(3)3P试验:3P试验阳性或血浆FDP>20 mg/L(肝病DIC时FDP超过60 mg/L)。

(4)PT:PT缩短或延长3秒以上,或呈动态变化;或活化的APTT缩短或延长10秒以上。

(5)纤溶酶原:ELT缩短,或纤溶酶原减少。

2.疑难、特殊患者应有下列实验室检查中的1项以上异常

(1)纤溶酶原:纤溶酶原含量及活性降低。

(2)AT:AT含量、活性及血友病因子水平降低(不适用于肝病)。

(3)血浆凝血酶-抗凝血酶复合物(TAT):TAT或凝血酶原碎片1+2(F1+2)水平升高。

(4)血浆纤溶酶-纤溶酶抑制物复合物(PIC):PIC浓度升高。

(5)尿化验:血尿、蛋白尿。

(二)中华医学会血液学分会对DIC的临床表现诊断标准

(1)患者存在易引起DIC的基础疾病。

(2)患者有下列两项以上的临床表现:①多发性出血倾向;②不易用原发病解释的微循环衰竭或休克;③多发性微血管栓塞的症状、体征,如皮肤、皮下、黏膜栓塞性坏死,以及早期出现的肺、肾、脑等脏器功能衰竭;④抗凝治疗有效。

(3)试验检查指标:同时具有下列3项以上异常。①血小板计数<100×10^9/L或呈进行性下降。②纤维蛋白原含量<1.5 g/L或进行性下降、3P试验阳性、血浆FDP>20 mg/L或*D*-二聚体试验阳性。③PT延长或缩短3秒以上或呈动态变化,APTT缩短或延长10秒以上。④外周血破碎红细胞比例高于10%。⑤AT-Ⅲ含量及活性降低。⑥血浆因子Ⅴ:C活性低于50%。

根据有导致DIC的原发病的存在,有出血症状和多系统脏器功能障碍,实验

室指标有血小板进行性减少、纤维蛋白原减少、PT 延长、D-D 阳性，对典型 DIC 的诊断并不困难。但这时 DIC 已经发展到了中晚期，即血小板、凝血因子消耗期或纤溶亢进阶段，这时往往失去治疗的最佳时机，使治疗变得困难和复杂，治愈率也明显降低。因此，建立前 DIC 诊断，在治疗基础疾病、抑制由基础疾病产生 DIC 诱发物质、早期预防和控制 DIC 向严重阶段进展、疾病预后等方面直接起着非常重要的作用。

（四）前 DIC 诊断标准

全国血栓与止血学术会议制定的前 DIC 诊断标准如下。

(1)患者存在易致 DIC 的基础疾病。

(2)患者有下列 1 项以上的临床表现：①皮肤、黏膜栓塞，局灶性缺血性坏死及溃疡形成等；②原发病的微循环障碍，如皮肤苍白、湿冷、发绀等；③不明原因的肺、肾、脑等轻度或可逆性脏器功能障碍；④抗凝治疗有效。

产科 DIC 实验室检查应注意下面几个问题：①对无明显 DIC 表现，但存在发生 DIC 的高危因素(如妊娠期高血压疾病、死胎滞留等)患者体内多种凝血因子水平增高，常会掩盖发生 DIC 后的消耗程度，故前后对照进行动态观察，有利于诊断。②对病情危急又高度怀疑 DIC 的患者，如羊水栓塞患者，实验室结果出来前应开始 DIC 治疗。③妇产科 DIC 大多为急性或暴发性，对实验室条件不具备或来不及进行常规 DIC 检查者，应以临床表现为主，结合快速简便的实验室检查进行诊断。如外周血涂片细胞形态学检查，发现破碎红细胞或异型红细胞达到 10%或以上，红细胞沉降率与发病前相比变为正常或减慢，即可诊断。④妊娠期虽有凝血功能异常改变，分娩后很快恢复到正常。

九、鉴别诊断

急性 DIC 应与血栓性血小板减少性紫癜、原发纤溶和重型肝炎鉴别。在鉴别诊断中，病理产科的检查、血液沉淀或涂片检查，可找到羊水的有形成分。产科 DIC 往往以产后大出血为突出表现，但非 DIC 性产后大出血更为常见，如产程过长或药物(硫酸镁与阿司匹林)导致的子宫收缩乏力、胎盘潴留、子宫颈撕裂、子宫破裂等，这些因素与产科 DIC 的原因可互为因果或相互影响。此外，产妇有各种出血性疾病(血小板减少、血小板无力症、血管性血友病、无纤维蛋白原血症及其他凝血因子缺乏)时也可发生产后大出血，应特别引起注意。

十、产科 DIC 的治疗

产科 DIC 往往来势凶险，早期诊断与早期治疗极为重要。妊娠并发 DIC 常有较明确的诱因,及时去除诱因可有效改变 DIC 的发展过程。因此,特别强调原发疾病的治疗。机体内环境也是诱发和影响 DIC 的重要因素,应积极加强、支持辅助治疗,改善缺氧、休克等病理状况。

(一)积极治疗原发病并及时去除诱因

应综合判断发生 DIC 的可能诱发因素,确定正确的治疗方案,积极去除病因是治疗 DIC 的首要原则。产科 DIC 患者应密切监测其凝血功能的变化,根据凝血功能改变,选择合适的产科处理措施及时去除病因。对产前合并 DIC、病情发展迅速且短期内难以结束分娩者应积极手术终止妊娠;对死胎患者,应尽快采取清宫或引产术排出死胎,死胎排出后,病情即可得到缓解,不必使用抗凝疗法;对胎盘早剥患者,可根据具体情况选择引产或剖宫产术及时终止妊娠。产科 DIC 患者术前应予人工破膜,尽可能使羊水流出以降低子宫容积,减少组织凝血活酶继续进入母体血液循环,若出血严重,立即切除子宫。羊水栓塞起病急,来势凶猛,除积极进行全身抢救外,应采取果断的产科处理措施,发生于胎儿娩出前者,在改善机体内环境的同时,可行剖宫产术或产钳吸引术迅速结束分娩;发生于术中或术后有严重子宫出血者,应及时考虑做子宫切除术或双侧子宫动脉栓塞术。

(二)改善微循环

DIC 早期处于高凝血状态,应积极改善微循环,解除血管痉挛,可有效预防 DIC 的发生。右旋糖酐可降低红细胞和血小板的黏附性,减少血小板聚集,有利于受损内皮细胞的修复,具有抗凝血酶作用。以右旋糖酐 500 mL+丹参 20 mL 输注,可有效降低血黏度,促进血液循环,改善组织血供。

(三)抗凝治疗

急性羊水栓塞时患者 DIC 发生较急,多在数分钟内出现严重症状,如急性呼吸衰竭、低血压、子宫强烈收缩及昏迷等,应及时给予肝素治疗。低分子量肝素与普通肝素相比较具有较多优点,近年来已普遍应用于临床,但是否影响胎儿尚待探讨。

1.肝素

肝素可抑制凝血活酶和凝血酶的形成,是处理 DIC 时常用的抗凝剂,剂量应遵循个体化原则。

(1)适应证:①严重出血且 DIC 诱因不能迅速去除者;②DIC 高凝期或不能确定分期者,可先给肝素后用抗纤溶药物及补充凝血因子,或同时应用上述几种制剂;③慢性及亚急性 DIC 者。

(2)禁忌证:①颅内或脊髓内出血者;②伴有血管损伤及新鲜创面,如消化性溃疡者;③肝病合并 DIC 者;④DIC 后期,以纤溶为主者。

(3)肝素用量与用法。①用量:首次剂量 1 mg/kg 静脉推注,以后 0.5 mg/kg,每 6 小时静脉滴注一次,1 小时内滴完,疗程宜短,一般 1～2 天。预防 DIC 时剂量宜小,0.25～0.50 mg/kg,每 12 小时皮下注射一次。治疗期间一般以试管法对凝血时间进行监测,凝血时间以 20 分钟为宜,如＞30 分钟,提示肝素过量,应停用。如出血加重,以鱼精蛋白静脉注射中和肝素,一般按 1∶1 用药,每次不超过 50 mg。有研究者不主张使用肝素,有研究者主张在应用纤溶抑制剂基础上使用。②肝素用量的分级:有学者提出了应用肝素的分级标准及方法。微剂量为 10～25 mg/d,小剂量为 50～120 mg/d,中剂量为 121～300 mg/d,大剂量为＞300 mg/d,超大剂量为＞500 mg/d。③间歇滴注法:肝素每次 0.5～1.0 mg/kg(1 mg＝125 U),首次用量为 4 000～6 000 U(32～50 mg),加入 250 mL5%葡萄糖注射液,静脉滴注,在 30～60 分钟滴完。每 4～6 小时静脉滴注一次,用试管法凝血时间来监测肝素用量。紧急时可稀释后静脉推注。④持续滴注法:首剂用肝素 50 mg,然后以每 24 小时用肝素 100～200 mg,加入 5%葡萄糖注射液中持续缓慢滴注,仍用试管法凝血时间来监测肝素用量。

(4)小剂量肝素治疗:是目前治疗 DIC 的新观点,主张间歇静脉给药或持续静脉滴注,肝素使用剂量为 6 000～12 000 U(50～100 mg)/d。也有人提出每 2 小时静脉给药一次,每次用 500 U。多数人认为小剂量肝素治疗的优点有以下几点:①可较长时间用药;②可防止输液过多和发生出血的不良反应;③小剂量肝素对内科、外科疾病并发的 DIC 有良效。

(5)微量肝素的治疗:近年有人采用每次静脉注射肝素 500 U,每 6 小时一次。用前测试管法凝血时间,若凝血时间为 12～15 分钟,肝素可减至 250 U;若＞20 分钟,则停止注射一次。或皮下小剂量肝素来治疗 DIC,当患者持续出血时给予肝素钙 80 U/kg,每 6 小时一次,有时可发现低剂量肝素皮下注射在治疗 DIC 表现出的疗效可能大于大剂量肝素静脉注射。小剂量肝素皮下注射的疗效优于静脉注射,具有最小的出血性且与大剂量一样有效的优点。

(6)低分子量肝素治疗 DIC 作用特点:分子量＜10 000(平均分子量 4 000)时抗凝作用较弱,而抗栓作用较强。其药理作用特点:①抗因子Ⅹa 活性强,而抗凝血酶活性弱;②有促进纤溶的作用;③增强 VEC 的抗血栓作用。常用剂量为低分子量肝素 75～150 U/(kg·d),一次或分 2 次皮下注射,连用 3～5 天。

禁忌证：①既往有严重遗传性或获得性出血性疾病（如血友病）者；②有明显的出血倾向或潜在性出血性疾病者；③近期有咯血、呕血、脑出血或可疑脑出血或高血压者；④手术后短期内或有巨大的出血创面而未完全止血者；⑤严重肝病、多种凝血因子合成障碍者。

注意事项：①肝素监护最常用的指标 APTT 正常值为(40±5)秒。②肝素治疗使其延迟60%～100%为最佳剂量变。③经常性查血生化，及时纠正酸中毒，必要时补充叶酸及维生素 K。④严密观察肝素出血的不良反应，最早出血常为肾脏和消化道出血，剂量应尽可能个体化。

(7)肝素过量的处理：若肝素仅是轻度过量，不一定需要处理，通过加大输注凝血因子或新鲜血的用量和速度，就可以逐步纠正，因为肝素的半衰期较短，仅9 小时。若是明显的肝素过量所致的出血，则可以用鱼精蛋白中和。剂量：1 mg 鱼精蛋白中和 1 mg 肝素。必须指出，鱼精蛋白是促凝物质，在急性 DIC 时主要用于中和过量的肝素，决不能作为一般的止血药。其使用不当可导致凝血加重，血栓（包括较大血管）广泛形成，加重 DIC 患者脏器功能障碍而死亡。

(8)产科 DIC 肝素剂量及用法：①活动的 DIC 与不能直接去除原因的 DIC 是使用肝素的适应证，如 DIC 已非活动性，继发性纤溶已成为主要矛盾时，使用肝素要慎重。②引起 DIC 的产科疾病中，病因大都能及时去除，为治疗 DIC 的有利条件。③在 DIC 早期，导致出血原因的主要因素是血小板减少和 FDP 增加，故肝素的应用必须及时，特别是对起病急骤的羊水栓塞患者，及时应用肝素是必要的。

肝素首次剂量一般用 25～50 mg，加入 100～250 mL 葡萄糖注射液，静脉滴注，30～60 分钟滴完，总量为 75～100 mg。羊水栓塞患者早期用肝素或许能为以后的抢救争得时机和主动。在应用肝素过程中每 2～4 小时应测凝血时间（试管法）。凝血时间延长至 15～30 分钟最为合时，如凝血时间<12 分钟或>30 分钟则提示肝素用量不足或过量。

胎死宫内、有凝血功能障碍的患者，在采取排空子宫措施之前设法使凝血功能恢复正常，在血管床完整的条件下，DIC 所耗损的凝血因子（特别是纤维蛋白原）有恢复的机会，可给予 48 小时少量(25 mg/d)肝素处理，消耗的凝血因子可恢复至有效的止血水平，此时应停用肝素开始引产。

理论上胎盘早剥高凝期可应用小剂量肝素，但临床上所见胎盘早剥多以凝血因子消耗特别是纤维蛋白原减少明显，一般无须用肝素而是补充凝血因子，终止妊娠对阻断 DIC 多能奏效。胎盘早剥发生后，及时终止妊娠常可避免、阻断

DIC 的发生。一般认为胎盘早剥发生后 6 小时可发生 DIC。

对妊娠期高血压疾病、感染性休克、重症肝炎并发 DIC 等非急性 DIC 者，积极治疗原发病，输新鲜血、新鲜冰冻血浆、补充凝血因子等措施，去除病因，则可阻断 DIC 发展、发生，常无须使用肝素。

产科 DIC 肝素应用参考意见：①急性 DIC 羊水栓塞者，肝素 25～50 mg 加入 100 mL 生理盐水静脉滴注，然后，根据血凝功能观察再给 15～20 mg，每天总量不超过 75 mg。②去除病因后 DIC 无发展，应迅速减少或停用肝素，防止发生过度出血。③肝功能障碍时肝素不能被灭活、排泄，改用 25 mg 肝素加 200 mL 新鲜血或新鲜冰冻血浆。④慢性 DIC、预防 DIC 或不肯定 DIC 者肝素用 15～20 mg/d或 12.5 mg/d，量需少。⑤酸中毒抑制肝素活性、肝素耐受量增加。⑥监护肝素指标，凝血时间（试管法）25～30 分钟为适量，<12 分钟为肝素用量不足，>30 分钟为肝素过量，以 20%鱼精蛋白对抗。PT 延长一倍为适量，APTT 延长 60%～100%，CT 不宜超过 30 分钟。⑦右旋糖酐 40：500～1 000 mL/d，可解除红细胞和血小板聚集，并可疏通微循环，扩充血容量，用于早期 DIC 及轻症患者。⑧AT-Ⅲ：可加强肝素的抗凝效果，文献报道可按 AT-Ⅲ 30 U/(kg・d)，每天用药 1～2 次，连用 3～5 天。日本研究者采用静脉输注抗凝血酶治疗急性 DIC 取得了明显效果。⑨阿司匹林：阿司匹林通常用量是 1.2～1.5 g/d。⑩抗血小板药物：DIC 时均有血小板凝集活化，使用肝素联合抗血小板药物有利于阻断 DIC 的进展。常用的药物有噻氯匹定 250 mg，每天 2 次。双嘧达莫 400～600 mg/d，分 4～6 次静脉滴注。

2.补充凝血因子及血小板

DIC 时大量凝血因子被消耗，造成患者消耗性出血，及时补充凝血因子是治疗 DIC 的重要措施。经验证明，补充凝血因子不会加重体内凝血过程。多数研究者认为，在抗凝治疗的基础上给予适当的凝血因子补充较为适宜，此项治疗措施适用于大部分急性 DIC 患者。

新近的观点认为，在活动性未控制的 DIC 患者，输注下列成分是安全的。

(1)血小板浓缩液（血小板悬液）：血小板计数低于 30×10^9/L 时补充血小板，用 24 小时 12 U（单采），使血小板迅速达到安全水平。剂量至少为 1 U/10 kg 体重。

(2)新鲜全血、新鲜血浆或新鲜冷冻血浆：有补充血容量的作用，还可补充被消耗的凝血因子，新鲜的冰冻血浆不但含有纤维蛋白原，更含有所有的凝血因子。天然的抗凝血物质（如蛋白 C 及抗凝血酶），剂量至少为 15 mL/kg 体重。

最好在有中心静脉压的监护下进行补充，以达到有效补给量而又不致发生心肺并发症。

(3)纤维蛋白原及冷沉淀物：当纤维蛋白原含量<1.5 g/L，可输注纤维蛋白原或冷沉淀物，可在肝素化的前提下使用。纤维蛋白原首次剂量2.0～4.0 g，静脉滴注，24小时内给予8.0～12.0 g，每输入1 g可使血中纤维蛋白原浓度升高0.5 g/L，纤维蛋白原的半衰期较长，一般每3天用药一次；冷沉淀物含有纤维蛋白原和凝血因子Ⅷ，可有效提高血中纤维蛋白原水平，每单位冷沉淀物包括200 mg的纤维蛋白原。若输注新鲜血浆不能维持纤维蛋白原含量超过1.5 g/L，则应加输冷沉淀物。

(4)AT-Ⅲ：有研究者强调早期补充AT-Ⅲ的必要性，特别是在肝素治疗开始时，它既可以提高肝素疗效，又可以恢复正常的凝血与抗凝的平衡。国外有单独的AT-Ⅲ制剂，国内已有产品，也可用正常人血浆或全血代替。

补充凝血因子应在成功抗凝治疗及DIC过程停止后仍有持续出血时，此时凝血因子缺乏具有高度可能性，因此，补充凝血因子既必要又安全。凝血因子补充量的指标应视患者病情而定，一般认为成功抗凝治疗以后，输注血小板及凝血因子剂量，应使血小板计数$>80\times10^{9}$/L，PT<20秒，纤维蛋白原含量>1.5 g/L。若未达到上述标准，应继续补充凝血因子和输注血小板。

3.注射维生素K

注射维生素K 140 mg/d，有利于维生素K依赖凝血因子合成。如DIC病因未去除，可与小量肝素及凝血酶原复合物并用。

4.纤溶抑制剂

纤溶抑制剂应用于DIC晚期，如不能确定血管内凝血过程是否已终止，可同时应用小剂量肝素。抗纤溶疗法不提倡给产科DIC患者单独使用抗纤维蛋白溶解药物，除非有客观证据表明体内凝血过程完全停止，同时纤溶仍有亢进。常用纤溶抑制剂有以下几种。

(1)6-氨基己酸：首剂4～6 g溶于100 mL生理盐水或葡萄糖注射液中，15～30分钟滴完，然后以每小时1 g给药，可持续12～24小时。口服剂量为每次2 g，每天3～4次，可连续服用数天。

(2)氨甲苯酸：每次100～200 mg，加入5%葡萄糖注射液或生理盐水，每天最大剂量为600～800 mg。口服剂量为每次250～500 mg，每天2～3次。每天最大剂量为2 g。

(3)氨甲环酸：静脉注射或静脉滴注，每次250～500 mg，每天1～2次，每天使用总量为 1～2 g。口服剂量为 0.25 g，每天 3～4 次。

5.糖皮质激素

DIC 时无常规应用糖皮质激素的指征，应视患者原发病情况而定。对各种变态反应性疾病或合并有肾上腺皮质功能不全者可应用。痊愈标准：①基础疾病及诱因消除或得到控制；②DIC 的症状与体征消失；③实验室指标恢复正常。病情好转表现为上述指标中 1 项未达标准或 2 项未能完全达到标准。治疗无效则表现为上述指标均未能达标或患者因 DIC 死亡。

参考文献

[1] 张海红.妇产科临床诊疗手册[M].西安:西北大学出版社,2021.

[2] 张凤.临床妇产科诊疗学[M].昆明:云南科技出版社,2020.

[3] 徐光霞,秦山红,赵群.临床妇产科诊疗技术[M].北京/西安:世界图书出版有限公司,2019.

[4] 李境.现代妇产科与生殖疾病诊疗[M].开封:河南大学出版社,2020.

[5] 陈艳.现代妇产科诊疗[M].北京:中国纺织出版社,2019.

[6] 苏翠红.妇产科常见病诊断与治疗要点[M].北京:中国纺织出版社,2021.

[7] 于彬.妇产科诊疗基础与临床实践[M].北京:科学技术文献出版社,2019.

[8] 成立红.妇产科疾病临床诊疗进展与实践[M].昆明:云南科技出版社,2020.

[9] 胡炳蕾.实用临床妇产科诊疗学[M].长春:吉林科学技术出版社,2019.

[10] 刘红霞.妇产科疾病诊治理论与实践[M].昆明:云南科技出版社,2020.

[11] 王玲.妇产科诊疗实践[M].福州:福建科学技术出版社,2020.

[12] 韩伟.妇产科疾病诊疗实践[M].长春:吉林科学技术出版社,2019.

[13] 胡相娟.妇产科疾病诊断与治疗方案[M].昆明:云南科技出版社,2020.

[14] 任建营.实用妇产科诊疗思维实践[M].哈尔滨:黑龙江科学技术出版社,2020.

[15] 郑华恩.妇产科临床实践[M].广州:暨南大学出版社,2018.

[16] 张海亮.妇产科常见病诊疗[M].长春:吉林科学技术出版社,2019.

[17] 王艳萍.实用妇产科疾病诊疗[M].北京:中国人口出版社,2020.

[18] 刘慧.妇产科疾病临床诊疗新进展[M].长春:吉林科学技术出版社,2019.

[19] 谭娟.妇产科疾病诊断基础与诊疗技巧[M].北京:中国纺织出版社,2020.

[20] 董平.现代妇产科精要[M].天津:天津科学技术出版社,2018.

[21] 李佳琳.妇产科疾病诊治要点[M].北京:中国纺织出版社,2021.
[22] 马丽.现代妇产科疾病诊治[M].沈阳:沈阳出版社,2020.
[23] 邓君凤.妇产科常见病诊疗新进展[M].长春:吉林科学技术出版社,2019.
[24] 刘萍.现代妇产科疾病诊疗学[M].开封:河南大学出版社,2020.
[25] 闫懋莎.妇产科临床诊治[M].武汉:湖北科学技术出版社,2018.
[26] 李霞.新编妇产科疾病诊疗精要[M].长春:吉林科学技术出版社,2020.
[27] 甘素玲.妇产科常见病诊断与治疗[M].长春:吉林科学技术出版社,2019.
[28] 王雪莉.妇产科疾病诊断与治疗[M].哈尔滨:黑龙江科学技术出版社,2018.
[29] 赵骏达,李晓兰.新编妇产科疾病诊疗思维与实践[M].汕头:汕头大学出版社,2019.
[30] 牛夕华.妇产科临床技术与实践[M].长春:吉林科学技术出版社,2020.
[31] 史君兰,孙文红.妇产科疾病诊断与治疗[M].南昌:江西科学技术出版社,2018.
[32] 崔静.妇产科症状鉴别诊断与处理[M].开封:河南大学出版社,2020.
[33] 魏晓蕾.妇产科诊治思维实践[M].天津:天津科学技术出版社,2018.
[34] 张玲.妇产科诊疗技术与临床实践[M].北京:科学技术文献出版社,2019.
[35] 位玲霞,高新珍,阎永芳,等.妇产科疾病的临床诊疗与护理[M].北京:中国纺织出版社,2022.
[36] 伊碧霞,朱敏,徐海霞,等.甲硝唑联合头孢曲松、多西环素治疗盆腔炎的临床疗效[J].中国新药与临床杂志,2020,39(1):26-30.
[37] 李燕,张爱英,臧学利,等.雌激素联合醋酸甲羟孕酮治疗功能失调性子宫出血患者的临床研究[J].中国临床药理学杂志,2020,36(20):3208-3211.
[38] 郎景和.对子宫内膜异位症认识的历史、现状与发展[J].中国实用妇科与产科杂志,2020,36(3):193-196.
[39] 成玉静,蔡莉.彩超监测胎儿肾动脉血流动力学指标在胎儿宫内窘迫筛查中的价值[J].沈阳药科大学学报,2021,38(S2):120.
[40] 曾毅,陈敦金.羊水栓塞的早期识别与预防[J].实用妇产科杂志,2023,39(9):646.